PROF. DR. BERND KLEINE-GUNK | ANNA CAVELIUS | TANJA DUSY

ABNEHMEN MIT SIRTFOOD

Gesünder essen und besser leben mit dem Schutzenzym Sirtuin

Mangelexemplar

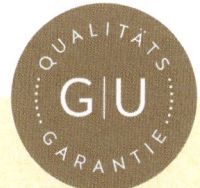

DIE GU-QUALITÄTSGARANTIE

Wir möchten Ihnen mit den Informationen und Anregungen in diesem Buch das Leben erleichtern und Sie inspirieren, Neues auszuprobieren. Bei jedem unserer Produkte achten wir auf Aktualität und stellen höchste Ansprüche an Inhalt, Optik und Ausstattung.
Alle Informationen werden von unseren Autoren und unserer Fachredaktion sorgfältig ausgewählt und mehrfach geprüft. Deshalb bieten wir Ihnen eine 100 %ige Qualitätsgarantie.

Darauf können Sie sich verlassen:
Wir legen Wert darauf, dass unsere Kochbücher zuverlässig und inspirierend zugleich sind. Wir garantieren:
- dreifach getestete Rezepte
- sicheres Gelingen durch Schritt-für-Schritt-Anleitungen und viele nützliche Tipps
- eine authentische Rezept-Fotografie

Wir möchten für Sie immer besser werden:
Sollten wir mit diesem Buch Ihre Erwartungen nicht erfüllen, lassen Sie es uns bitte wissen! Wir tauschen Ihr Buch jederzeit gegen ein gleichwertiges zum gleichen oder ähnlichen Thema um. Nehmen Sie einfach Kontakt zu unserem Leserservice auf. Die Kontaktdaten unseres Leserservice finden Sie am Ende dieses Buches.

GRÄFE UND UNZER VERLAG. *Der erste Ratgeberverlag – seit 1722.*

KV

THEORIE

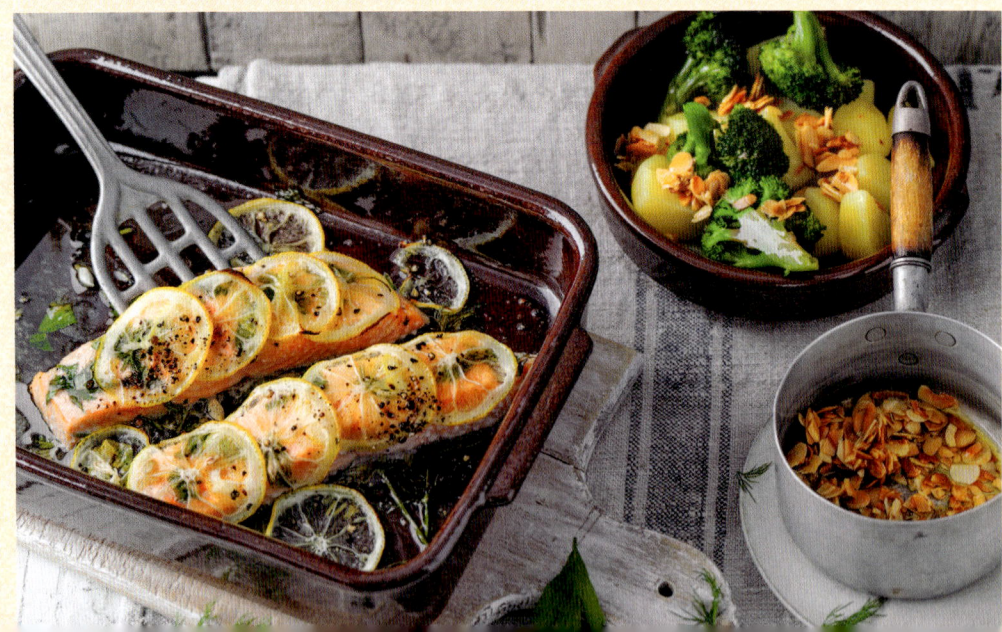

PRAXIS

SERVICE

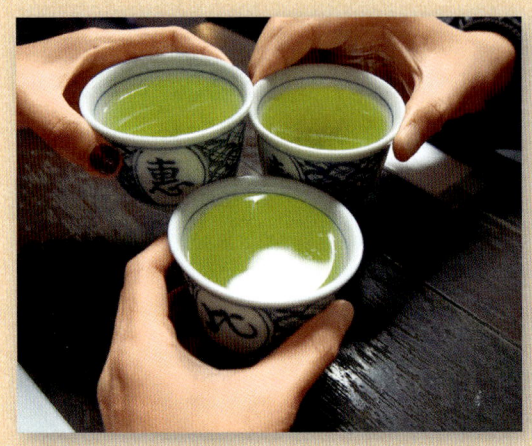

PROF. DR. BERND KLEINE-GUNK
Gynäkologe, Anti-Aging-Experte und Ernährungsmediziner

ANNA CAVELIUS
Wissenschafts-journalistin, Best-sellerautorin und Genießerin

TANJA DUSY
Foodjournalistin, Kochbuchautorin und langjährige Redakteurin

»Ernährung ist noch viel wichtiger als bisher angenommen. Wir können durch spezielle Nahrungsmittel nicht nur abnehmen, sondern sogar unsere Gene verändern.«

Prof. Dr. Bernd Kleine-Gunk

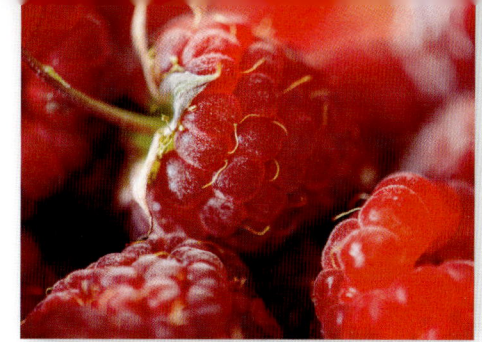

EIN WORT VORAB

Was ist die wirksamste Maßnahme im Bereich der Anti-Aging-Medizin? Auf diese Frage gibt es eine eindeutige Antwort: Kalorienrestriktion. Weniger essen heißt länger leben. Das macht man, indem man die Essensmenge reduziert, Mahlzeiten auslässt oder intermittierend fastet. Alle Methoden verlängern das Leben bei guter Gesundheit, aber man muss dafür hungern.

Das mögen die meisten von uns nicht wirklich. Gibt es aus diesem Dilemma einen Ausweg? Seit Neuestem ja. Denn inzwischen wissen wir, dass Hungern in unserem Organismus Reparatur- und Langlebigkeitsenzyme aktiviert, sogenannte Sirtuine. Um sie auf Trab zu bringen, muss man nicht ständig mit knurrendem Magen herumlaufen. Eine Reihe von Inhaltsstoffen verschiedener Nahrungsmittel kann unsere Sirtuine ebenfalls aktiv werden lassen.

Diese sogenannten Sirtfood-Lebensmittel revolutionieren die Ernährungs- und Anti-Aging-Medizin. Sie vereinigen mehrere Aspekte, die für unsere Gesundheit von größter Bedeutung sind: Sie unterstützen den Fettabbau, beugen Alterserkrankungen vor, schützen vor Krebs und verlängern das Leben.

Wir zeigen Ihnen, wie Sirtuine wirken, welche Nahrungsmittel die wirksamsten Sirtuinaktivatoren enthalten und wie Sie dieses Sirtfood mit leckeren Rezepten optimal in Ihre Ernährung einbauen.

Guten Appetit!

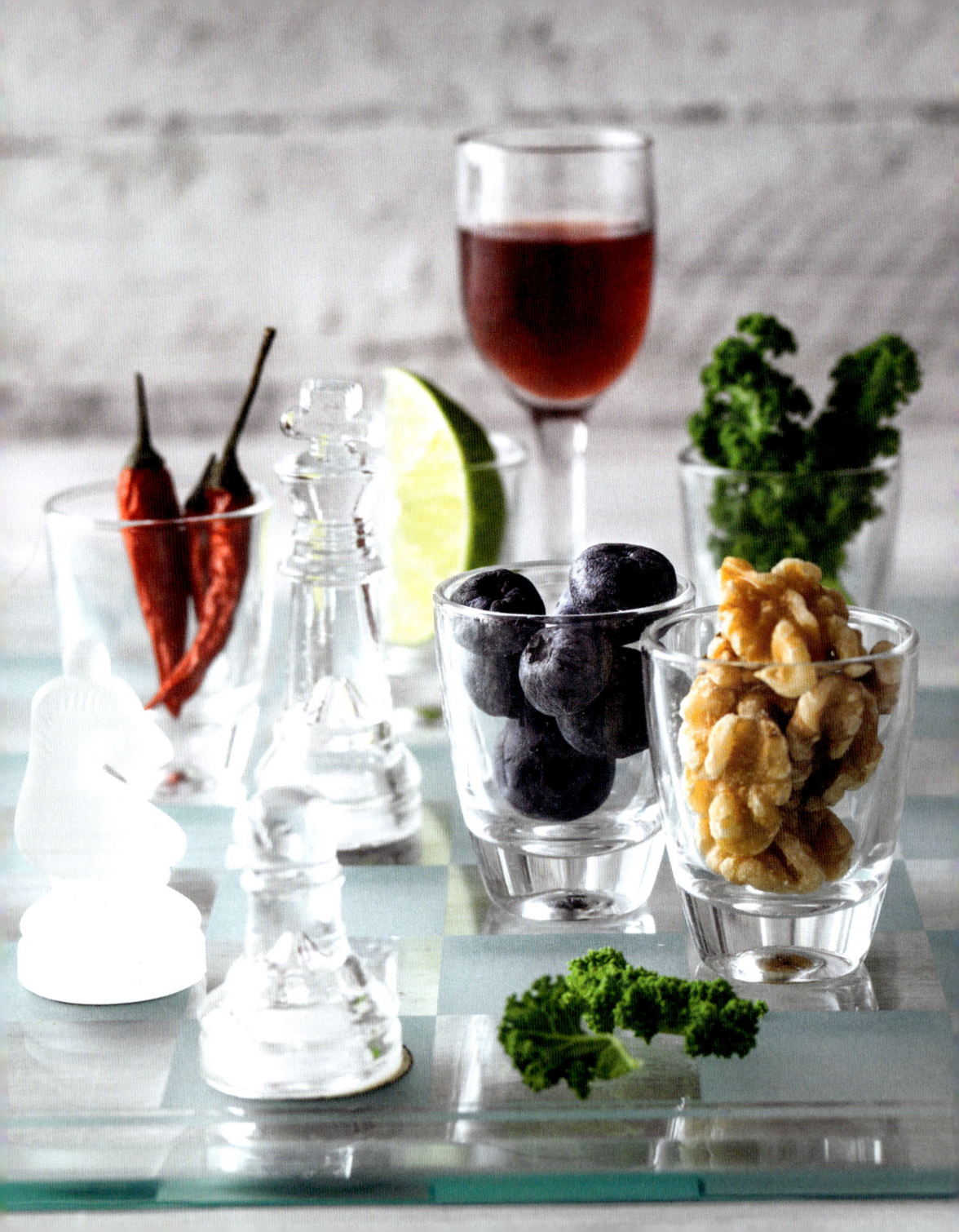

DIE NEUE ERNÄHRUNGSSTRATEGIE

SCHON WIEDER EINE NEUE DIÄT? NEIN, EINE REVOLUTION! ENDLICH KENNEN WIR DEN SCHLÜSSEL FÜR EIN LEICHTERES, GESÜNDERES UND LÄNGERES LEBEN: ENZYME, DIE SIRTUINE HEISSEN! WARUM AUCH STRESS UND BEWEGUNG DABEI HELFEN, WAS ES MIT DEN SIRTUINEN AUF SICH HAT UND WIE WIR SIE AKTIVIEREN KÖNNEN, DAS LESEN SIE HIER!

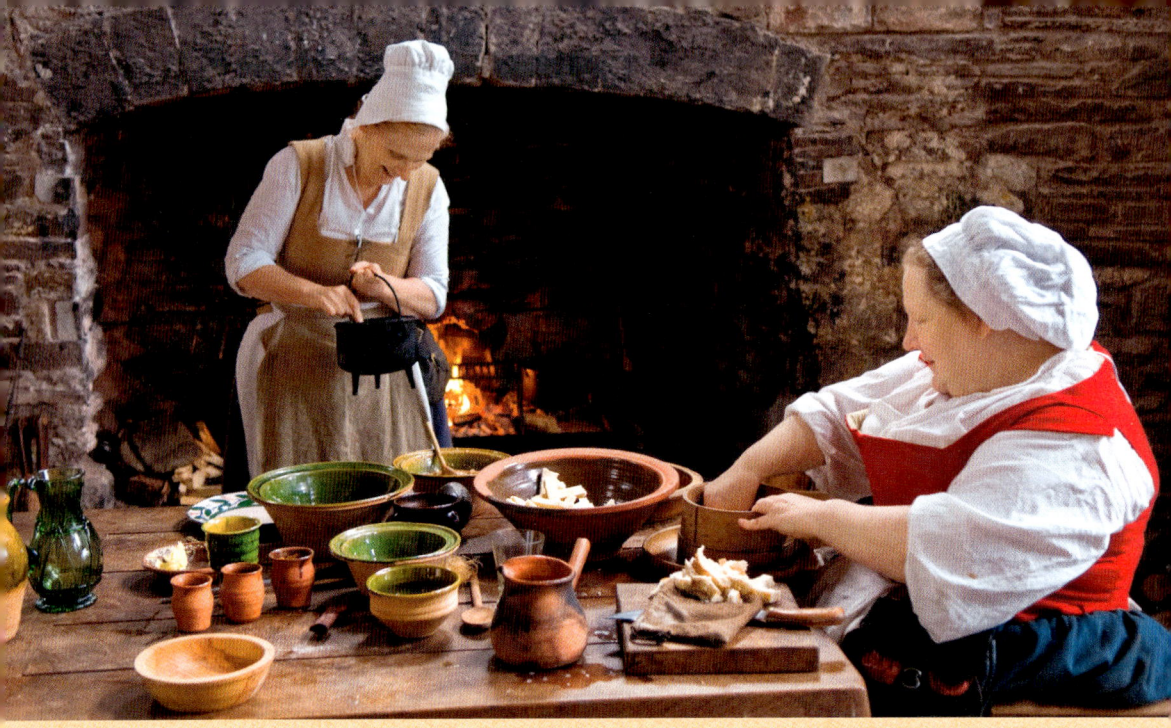

DAS NEUE ERNÄHRUNGSPROGRAMM

Alles fing damit an, dass im 16. Jahrhundert ein Geschäftsmann aus Padua zu viel feierte. Alvese Cornaro, von seinen Freunden Luigi genannt, hatte es zu einem beträchtlichen Vermögen gebracht. Eine neu zu Reichtum gekommene Klasse von Kaufleuten und Geldwechslern feierte ihre Erfolge gerne bei üppigen Festen. Luigi Cornaro war einer dieser erfolgreichen Renaissancemenschen. Und er fehlte auf keiner Feier.

Völlerei mit Folgen

Bereits mit Ende dreißig war Cornaro massiv übergewichtig, litt an Gicht, Koliken und Diabetes. Seine Ärzte prophezeiten ihm, dass er seinen vierzigsten Geburtstag wohl nicht erleben werde, wenn er so weitermachen würde. Daraufhin griff Cornaro zu drastischen Maßnahmen. Er verordnete sich eine extrem kalorienarme Diät. Ein wenig

Fleisch, Fisch oder Huhn mit Gemüse, zumeist in Form einer Suppe, und davon nur geringe Mengen jeden Tag. Auf eines verzichtete Luigi allerdings nicht: Drei Gläser Rotwein täglich mussten sein.

»Über das maßvolle Leben«

Die radikale Diät wirkte Wunder: Luigi Cornaro verlor sein Übergewicht. Doch was noch weitaus wichtiger war, er gewann auch seine Gesundheit und seine Vitalität zurück. Im Alter von 81 Jahren hat er die Schrift *Discorsi della vita sobria* (»Über das maßvolle Leben«) verfasst. Dieses Buch erschien erstmals im Jahre 1558.

Bis zu seinem Tod mit 98 Jahren hat Luigi sich an die Regeln seiner selbst entwickelten Ernährungsweise gehalten. Er starb als einer der reichsten Männer Paduas – und wohl auch als einer der ältesten. Sein Buch wurde ein internationaler Bestseller. Der erste und einflussreichste Diät- und Anti-Aging-Ratgeber der Weltgeschichte. Über Jahrhunderte hinweg gab es immer wieder Neuauflagen, die letzte 1980.

Bestätigung der Wissenschaft

Zu den begeisterten Lesern Cornaros gehörte ein junger amerikanischer Professor für Ernährungswissenschaften, Clive McCay. Er fasste als erster Wissenschaftler den Plan, Cornaros spektakuläre Erfolge im Tierversuch zu überprüfen. Seine Ergebnisse publizierte er 1935 im *Journal of Nutrition*. Die Veröffentlichung gilt heute als einer der großen Durchbrüche der Ernährungsmedizin und der Altersforschung.

Dass Ratten deutlich länger lebten, wenn sie weniger zu fressen bekamen, erregte Aufsehen. Das *Time magazine* berichtete, und Clive McCay wurde in viele Talkshows eingeladen. Wiederentdeckt wurden McCays Forschungen in den 1980er-Jahren. Zahlreiche Arbeitsgruppen überprüften seine Ergebnisse. Dabei zeigte sich: Von der Bäckerhefe bis zum Rhesusaffen profitierten alle Organismen von der Kalorienrestriktion.

Das Biosphere-2-Experiment

Dennoch blieb eine Frage unbeantwortet. Funktioniert das auch bei Menschen? Die

INFO

FOREVER YOUNG

Clive McCay konnte eindeutig nachweisen, dass die Ratten, deren Nahrungsaufnahme er um etwa 30 Prozent reduziert hatte, eine um 50 Prozent erhöhte Lebenserwartung aufwiesen. Das Konzept der Kalorienrestriktion war geboren. Auf einen kurzen Nenner gebracht lautete es: weniger essen – länger leben.

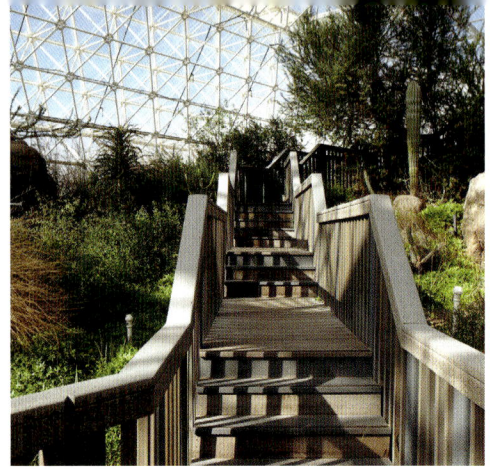

Mit *Biosphere 2* wurde in Arizona, USA, ein geschlossenes ökologisches System geschaffen.

Gelegenheit, am Menschen ein Experiment unter kontrollierten Bedingungen durchzuführen, ergab sich im September 1991. Da betrat eine Gruppe von acht Freiwilligen den Komplex *Biosphere 2* in der Wüste von Arizona, eine Art Weltraumstation auf der Erde. Ziel war es, einen künstlichen Lebensraum zu schaffen, der es einer kleinen Gruppe von Menschen erlaubte, sich über Jahre hinweg völlig selbstständig zu ernähren und zu versorgen. Wenn das in der Wüste von Arizona klappte, dann könnte das auch auf dem Mars gelingen. Leiter der Gruppe war Roy Walford, ein Wissenschaftler, der sich für das Konzept der Kalorienrestriktion interessierte. Dass in *Biosphere 2* die Mahlzeiten nicht allzu üppig ausfallen würden, war vorauszusehen. Gleichzeitig wurden alle Bewohner intensiv und regelmäßig untersucht. Schnell stellte sich heraus, dass die »wenig üppigen Mahlzeiten« noch eine hemmungs-

lose Übertreibung waren. In *Biosphere 2* gedieh das selbst gezogene Obst und Gemüse deutlich schlechter als gedacht. Und auch die wenigen Hühner ließen sich mit dem Eierlegen Zeit. Aus der geplanten kalorienreduzierten Ernährung wurde eine lange, qualvolle Hungerdiät.

Was die Bewohner von *Biosphere 2* psychisch an ihre Grenzen brachte, tat ihren Körpern jedoch offensichtlich gut. Alle verloren massiv an Gewicht, büßten deshalb aber nicht an Leistungsfähigkeit ein. Und die kontinuierlich untersuchten Blutproben der Probanden zeigten: Alle »Biomarker für Langlebigkeit« lagen im optimalen Bereich. Zwei Jahre Kalorienrestriktion hatten sich auf alle Teilnehmer wie ein Jungbrunnen ausgewirkt. Endlich war der Nachweis gebracht, dass auch Menschen davon profitieren, wenn sie weniger Kalorien zu sich nehmen. Letztlich gab es nun eine gute und eine schlechte Nachricht. Die gute lautete: Kalorienrestriktion wirkt auch beim Menschen. Die schlechte: Man muss weniger essen.

Wie Kalorienrestriktion wirkt

Damit diese Erkenntnis auch für jedermann praktikabel ist, musste man eine Lösung für dieses Dilemma finden – und die zeichnete sich allmählich ab. Dazu sollte zunächst aber noch eine ganz andere Frage gelöst werden. Sie lautet: Auf welche Weise wirkt Kalorienrestriktion eigentlich?

Die Entdeckung des Gens Sir2

Der australische Biologe David Sinclair entdeckte als junger Forscher in Hefepilzen ein besonderes Gen. Es hilft den Pilzen, ihren Stoffwechsel auf ein knapper werdendes Nahrungangebot einzustellen und so in Zeiten von Nahrungsknappheit zu überleben. Das Gen erhielt den Namen Sir2 (*Silent mating type information regulation 2*). Spannend wurde es, als sich herausstellte, dass Sir2-ähnliche Proteine in allen Lebewesen, auch im Menschen, nachweisbar sind. David Sinclair, heute Professor für Genetik an der Harvard Universität, konzentrierte seine Arbeit nun ganz auf die Erforschung dieser Enzyme, die man inzwischen Sirtuine nennt. 2003 veröffentlichte er in der Fachzeitschrift *Nature* eine bahnbrechende Arbeit. Er hatte nachgewiesen, dass bei einer Kalorienrestriktion eben diese Sirtuine aktiviert wurden: Die Enzyme schalteten angesichts eines Nahrungsmangels den gesamten Stoffwechsel auf eine Art Überlebensmodus: Der beschränkt sich nicht nur darauf, mit weniger Energie auszukommen, sondern bewirkt auch, dass sich die Zellen einem umfangreichen Wartungs- und Reparaturprogramm unterziehen. DNS-Schäden wurden behoben, Zellorganellen wieder fit gemacht. Das bedeutete nicht nur, dass die Hungerperiode überlebt wurde. Das hieß auch, dass der Organismus danach fitter und gesünder war als vorher. Und dass er dadurch länger lebte.

Doch lassen sich diese Reparatur- und Langlebigkeitsenzyme, die Sirtuine, auch aktivieren, ohne zu hungern? Sinclair lieferte auch die Antwort auf diese Frage. Seine Arbeitsgruppe hatte Zehntausende Substanzen daraufhin untersucht, ob sie »Sirtuinaktivatoren« sind. Ein hochpotenter Sirtuinaktivator ist das Resveratrol ▸ **siehe Seite 16**, ein sekundärer Pflanzenstoff aus der Schale von Weintrauben. Es folgten einige Studien, die seine Wirkung bestätigten. Fische lebten länger, wenn ihrem Futter Resveratrol beigefügt wurde. Fette Mäuse, denen man zusätzliches Resveratrol in die Nahrung gab, bekamen keinen Diabetes und lebten ebenso lange wie ihre schlanken Artgenossen. Wissenschaft und Medien waren begeistert. Sinclair hatte das erste Sirtfood entdeckt.

INFO

WAS IST EIN ANTIOXIDANS

Antioxidanzien sind die wirksamsten Mittel gegen zellschädigende freie Radikale. Die entstehen überwiegend in den Mitochondrien, als Abfallprodukte körpereigener Energiegewinnung, aber auch durch UV-Strahlung, Medikamente, Umweltgifte, Abgase und Stress. Die Folge: oxidativer Zellstress, der Alterungsprozesse beschleunigt und krank macht.

SIRTUINAKTIVATOREN

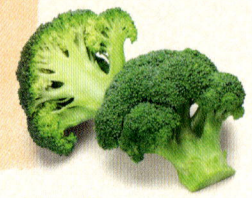

Ein Überblick über die wichtigsten sirtuinaktivierenden Pflanzenstoffe, ihre Wirkung und die Lebensmittel, in denen sie hochkonzentriert vorkommen.

ALLICIN

In Knoblauch enthalten; wirkt antibakteriell, cholesterinsenkend und zellschützend.

ANACARDSÄURE

Das Schalenöl der Cashewkerne wirkt antibakteriell und antibiotisch.

ANTHOCYAN

Der dunkelblaue bis violette Pflanzenfarbstoff in Heidelbeeren, Himbeeren oder Auberginen wirkt antioxidativ, zellschützend, genschützend und krebshemmend.

CAPSAICIN

Der Stoff, der Chilis ihre Schärfe verleiht, bekämpft Krebs, verdünnt das Blut, schützt den Magen, senkt den Blutzucker, ist zellschützend und regt den Fettstoffwechsel an.

CATECHIN

Dieser Bitterstoff, enthalten in grünem Tee, Matcha-Pulver oder dunkler Schokolade, wirkt zell- und gefäßschützend, cholesterinsenkend und krebshemmend.

CUMARIN

Der aromatisch duftende Pflanzenstoff, der zum Beispiel in Zimt oder der Tonkabohne vorkommt, wirkt durchblutungsfördernd und entzündungshemmend.

CURCUMIN

Der orange-gelbe Farbstoff aus dem Kurkuma-Rhizom wirkt entzündungshemmend, immunstimulierend, verdauungsfördernd und krebshemmend.

EPIGALLOCATECHINGALLAT (EGCG)

Das Antioxidans, das etwa in grünem Tee enthalten ist, wirkt zellschützend, immunstärkend und krebshemmend.

GLUKORAPHAN

Glukoraphan ist eines der am besten untersuchten Senfölglykoside und in allen Kreuzblütlerpflanzen wie etwa Brokkoli und Blumenkohl enthalten. Das in ihm enthaltene Sulforaphan ▶ siehe Seite 17 hat antioxidative, krebsschützende, entzündungshemmende, antibakterielle und antivirale Wirkung.

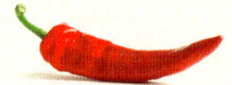

HESPERIDIN

Das Bioflavonoid kommt in natürlicher Form in Zitrusfrüchten, vor allem in Orangen vor. Es wirkt durchblutungsfördernd, blutdrucksenkend und gehirnschützend.

INDOL-3-CARBINOL

Das Antioxidans kommt in grünem Gemüse und Kohl vor, wirkt krebsvorbeugend (insbesondere Brustkrebs), hormonausgleichend (insbesondere Testosteron), immunstärkend und entgiftend.

ISOFLAVONE

Die meist gelblichen Pflanzenfarbstoffe, etwa aus der Sojabohne, wirken günstig auf Blutfette, Blutzucker und Blutdruck.

ISOLIQUIRITIGENIN

Das Flavonoid aus der Süßholzwurzel wirkt positiv auf die Darmgesundheit und entzündungshemmend.

ISOTHIOCYANAT

Der Bestandteil von Senfölglycosid gibt Gemüsen wie Rettich oder Kohl ihren bitteren Geschmack. Er wirkt antibakteriell, antiviral und krebshemmend.

KAFFEESÄURE

Sie enthält mehrere Antioxidantien, wie Flavonoide oder Resveratrol, die zellschützend und immunstimulierend wirken.

NARINGENIN

Das Flavonoid kommt vor allem in Zitrusfrüchten vor, besonders in Grapefruits. Es wirkt positiv auf Blutzucker und Blutdruck und ist cholesterinsenkend.

PHLORETIN

Das Flavonoid aus Äpfeln wirkt krebshemmend, antioxidativ, schützt vor Herz- und Kreislauferkrankungen und beeinflusst die Thrombozytenaktivität.

PICEATANNOL

Die resveratrolähnliche Verbindung aus Rotwein, Trauben und Erdnüssen blockiert die Entwicklung von Fettzellen und spielt eine wichtige Rolle beim Abnehmen.

PROTOCATECHUSÄURE

Das Polyphenol aus Olivenöl wirkt antioxidativ, krebshemmend und antimikrobiell.

QUERCETIN

Das Bioflavonoid steckt etwa in Äpfeln, Brokkoli und Zwiebeln und wirkt antioxidativ, krebshemmend, beugt Arteriosklerose vor und ist neuroaktiv.

RESVERATROL

Das Polyphenol, enthalten etwa in Himbeeren und Rotwein, wirkt lebensverlängernd, krebshemmend, antidiabetisch und ist ein echter Fettkiller.

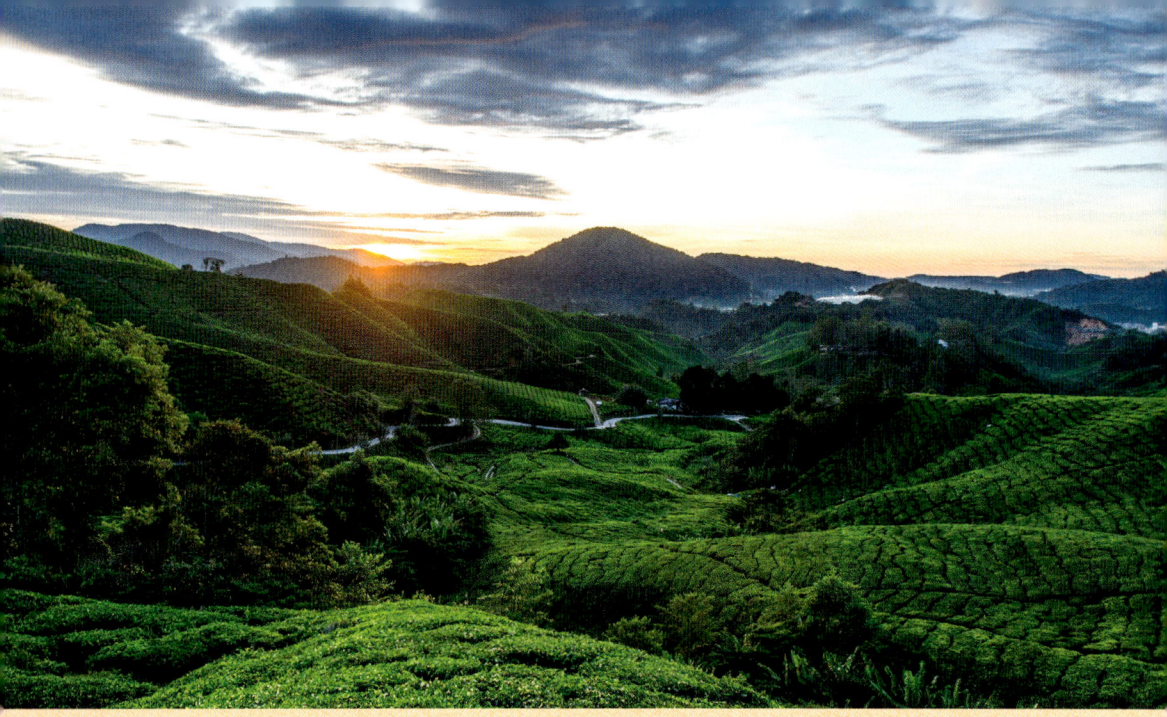

WIE SIRTFOOD WIRKT

Ist Sirtfood das neue Superfood? Über Superfood wird derzeit in allen Medien berichtet. Und fast immer werden die Nahrungsmittel, die unter den Begriff Superfood fallen, auf die gleiche Weise beworben: Entweder handelt es sich um »Super-Antioxidantien«, also um besonders effektive Radikalfänger, oder aber es heißt, sie enthalten ganz besondere »Schutzstoffe«. In vielen Fällen werden auch die Detox-Substanzen besonders erwähnt, die unseren Körper entgiften sollen.

Sirtfood jedoch fällt in keine dieser Kategorien. Sirtfood enthält moderate Giftstoffe!

Das Hormesis-Prinzip

Bevor Sie das Buch nun entsetzt zur Seite legen, geben Sie uns die Chance, Ihnen ein neues Konzept vorzustellen, das seit einigen

Jahren die Biologie revolutioniert. Es handelt sich dabei um das Hormesis-Prinzip. Kurz zusammengefasst, besagt es: Vieles, was für unsere Gesundheit gut ist, ist eigentlich ein Gift, ein Stressfaktor beziehungsweise eine Belastung. Der gesundheitliche Nutzen entsteht erst durch die Reaktion unseres Körpers auf diese eigentlich ungesunden Reize. Denn als Antwort darauf aktiviert unser Organismus eigene Schutzmechanismen, leitet Reparaturprozesse ein, bereitet sich auf künftige Schädigungen vor, verbessert seine Fitness.

»Was uns nicht umbringt, macht uns härter.« Diesen Satz hat der deutsche Philosoph Friedrich Nietzsche im 19. Jahrhundert formuliert. Die Naturwissenschaft des 21. Jahrhunderts erkennt seit einiger Zeit, dass er damit eine der Grundprinzipien der belebten Natur auf den Punkt gebracht hat.

Kalorienrestriktion gilt inzwischen als die effektivste und am besten untersuchte Maßnahme zur Lebensverlängerung.

Schauen wir uns das ein wenig näher an. Nichts zu essen zu bekommen ist ja zunächst einmal alles andere als angenehm. Im Gegenteil: Es macht uns mächtig Stress. Dauert dieser Zustand zu lange an, droht der Hungertod. Auch die Tatsache, dass wir mit deutlich weniger Nahrung länger leben, scheint auf den ersten Blick nicht logisch zu sein. Wer seinem Körper wenig Energie zuführt, so sollte man meinen, wird in der Folge schwächer, weniger dynamisch und anfälliger für Krankheiten.

Stress, der gesund macht

Die Sirtuinaktivierung ist eine Stressantwort des Organismus. Normalerweise wird dieser Stress durch Hunger ausgelöst. Wollen wir die Sirtuine auf eine andere Weise aktivieren, so gelingt das mit alternativen Stressauslösern. Und da kommen bestimmte sekundäre Pflanzenstoffe ins Spiel, die in Sirtfood-Nahrungsmitteln enthalten und nichts anderes als moderate Gifte sind.

INFO

SEKUNDÄRE PFLANZENSTOFFE
Sirtfood entfaltet seine Wirkung über sekundäre Pflanzenstoffe, und die sind das Gegenteil von Schutzstoffen. Es sind chemische »Waffen« der Pflanze. Sie haben nur ein Ziel: feindliche Eindringlinge zu vernichten. Gesund werden Sirtfood-Nahrungsmittel für uns erst durch die Reaktion, die sie in unserem Körper auslösen.

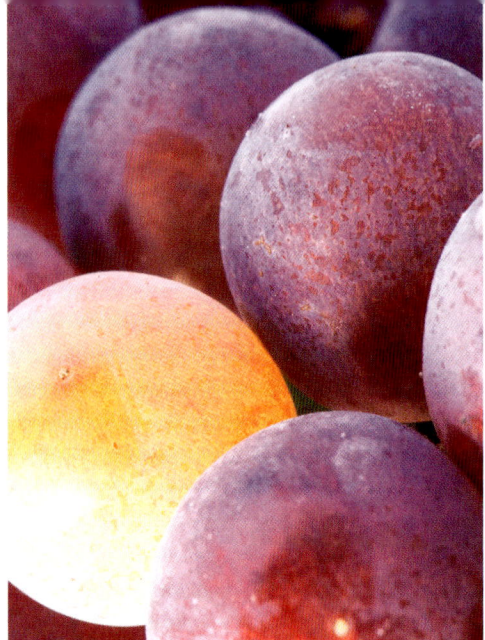

Die Schale der roten Weinbeere enthält besonders viel Resveratrol.

Das Beispiel Resveratrol

Der Schutzstoff Resveratrol findet sich vor allem in den Schalen der Weintrauben. Da wird es auch am dringendsten gebraucht, denn dort findet der Abwehrkampf der Traube gegen ihre schlimmsten Schädlinge statt, das sind vor allem Pilze. Die lieben kaum etwas mehr als den Zucker in reifem Obst, was jeder bestätigen kann, der reife Früchte auch nur ein paar Tage ungeschützt stehen lässt. Gegen die todbringenden Pilze muss die Weintraube also schweres Geschütz auffahren. Das tut sie mit ihrem »Kampfmittel« Resveratrol. Was Rotweintrinker erfreut und Anti-Aging-Mediziner begeistert, ist eigentlich ein Anti-Pilzmittel.

Die Bildung von Resveratrol unterliegt dabei ebenfalls dem Hormesis-Prinzip. Je mehr »Stress« die Traube ausgesetzt ist, desto mehr Resveratrol produziert sie. Im Prinzip sind derartige sekundäre Pflanzenstoffe Teil des pflanzeneigenen Immunsystems. Genau wie die menschliche Immunabwehr muss auch die der Pflanze gefordert und trainiert werden, um sich optimal auszubilden.

Alles, was stark macht

Rebsorten, die sich mit unterschiedlichen Witterungsbedingungen, wie etwa periodisch auftretender Feuchtigkeit, auseinandersetzen müssen, sind gezwungen, sehr viel mehr Resveratrol zu bilden als Sorten, die das ganze Jahr über nur »von der Sonne verwöhnt« werden. Und damit wird auch bereits klar, was passiert, wenn man der Weintraube die Arbeit gänzlich abnimmt, eigene Schutzstoffe zu produzieren.

> **Wer einmal das Hormesis-Prinzip verstanden hat, der weiß auch, warum Bio besser ist.**

Das geschieht, wenn man Weinberge mit Pestiziden besprüht. Die Anti-Pilzmittel kommen dann von außen, die Weintraube muss kaum noch Resveratrol bilden, der gesundheitliche Nutzen des Rotweins sinkt.

Pilze sind allerdings nicht die einzigen Feinde, gegen die sich Pflanzen schützen müssen. UV-Strahlung, Hitze, Kälte, Bakterien, Fressfeinde – die Gefahren in einem Pflanzenleben sind vielfältig. Und ebenso vielfältig sind die Abwehrmechanismen, die sie dagegen entwickeln. Ob Quercetin in der Zwiebel, Ellagsäure in der Erdbeere oder Sulforaphan in Brokkoli, all das wurde von der Natur nicht erfunden, um uns gesund zu machen. Vielmehr sind es alles Gifte.

Das Hormesis-Prinzip geht dabei weit über die Kalorienrestriktion und die Zufuhr sirtuinaktivierender Pflanzenstoffe hinaus. Was eigentlich schädlich ist, kann unserem Organismus nutzen – solange die Dosis stimmt. Die Finnen wissen das und setzen sich in der Sauna dosiert einem anderen Stressreiz aus, nämlich extremer Hitze.

Andere gesunde Stressreize

Für alle biologischen Organismen gehört Hitze zu den größten Gefahren, denn sie bestehen zu einem großen Teil aus Proteinen (Eiweiß). Diese dienen zum einen als Bausubstanzen – so ist unsere Muskulatur im Wesentlichen aus Eiweiß aufgebaut –, zum anderen bilden sie aber auch Enzyme, die für viele wichtige Reaktionen im Körper verantwortlich sind. Eiweiße sind – im Gegensatz zu den eher einfach aufgebauten Zuckern oder Fetten – ziemlich komplizierte Moleküle. Sie werden aus vielen unterschiedlichen Bausteinen gebildet, nämlich

aus bis zu 20 verschiedenen Aminosäuren. Vor allem aber besitzen sie eine sehr aufwendige, dreidimensionale Raumstruktur. Das bedeutet, sie müssen bei ihrem Zusammenbau in einer ganz besonderen Weise »gefaltet« werden. Das macht Eiweiße aber auch sehr empfindlich. Vor allem bei Hitze denaturieren Eiweiße, was nichts anderes bedeutet, als dass ihre dreidimensionale Raumstruktur verloren geht. Wie sich Eiweiße unter Hitze verändern, weiß jeder, der schon einmal ein Hühnerei gekocht oder gebraten hat. Das reine Eiweiß gerinnt, es wird weiß und starr. Solche Proteinveränderungen beginnen schon bei knapp über 40° Celsius, weshalb auch Fieber über 40° Celsius schnell lebensbedrohlich wird.

INFO

PFLANZLICHE GIFTSTOFFE

Wie schön: Ob Quercetin, Ellagsäure oder Sulforaphan und so weiter, diese Gifte machen uns gesund, weil sie in unserem Körper die typische hormetische Reaktion auslösen:

- Stressreiz,
- Sirtuinaktivierung,
- optimierter Stoffwechsel,
- verbesserte Immunabwehr,
- Krebsschutz,
- Lebensverlängerung!

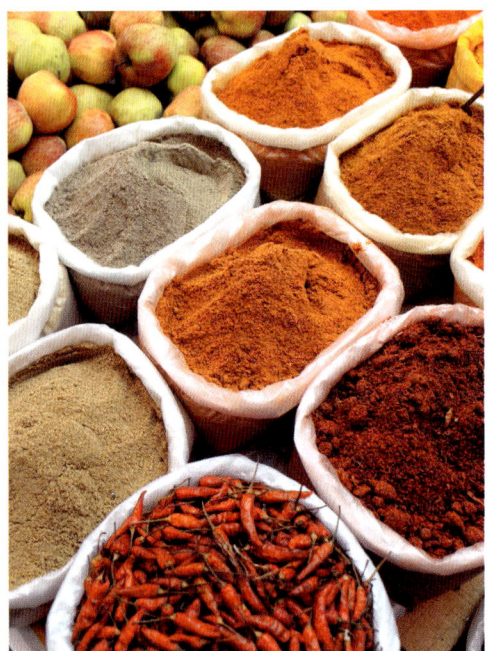

In Indien kennt man seit jeher die gesundheitsfördernde Wirkung vieler Gewürze.

Weil Hitze so gefährlich ist, besitzen bereits die einfachsten Organismen ausgeklügelte Schutzmechanismen gegen sie. Sogenannte Hitzeschockproteine (HSPs) haben sich darauf spezialisiert, bestehende Proteine zu schützen und bei der Konstruktion neuer Eiweißmoleküle dafür Sorge zu tragen, dass diese auch richtig zusammengebaut werden. Stimuliert werden diese Hitzeschockproteine durch Hitzestress. Ihre Wirkung entfalten sie wieder einmal nach dem Hormesis-Prinzip, also überkompensierend. Nicht nur die

akuten Schäden werden vermieden oder behoben. Vielmehr wirken die Schutzmechanismen auch noch vorbeugend.

Some like it hot

Warum nun diese Ausführungen über Hitze in einem Buch, das sich der Ernährung und speziell dem Sirtfood widmet? Um Sie von den Vorzügen regelmäßiger Saunagänge zu überzeugen? Nun, man muss nicht unbedingt in der Sauna schwitzen, um seinem Körper Hitzestress auszusetzen. Das geht auch mit Nahrungsmitteln. Zumindest dann, wenn diese sehr scharf sind. Wenn zum Beispiel Capsaicin – der Stoff, der Chili und Peperoni scharf macht – an unseren Zellen andockt, löst auch das einen Hitzestress aus. Das heißt für uns: Schutz des Gesamtorganismus, Verbesserung enzymatischer Reaktionen, Vorbeugung gegen Krebs. Und schon versteht man ein wenig besser, warum in Indien die Krebsrate so niedrig ist. Dort wird das Currygewürz Kurkuma – eines der besten Sirtfoods überhaupt – bevorzugt mit Chili – einem der besten HSP-Aktivatoren – kombiniert. Für Obst und Gemüse gilt in der Ernährungsmedizin schon seit Langem der Satz: »Gelobt sei, was bunt ist.« In bunten Nahrungsmitteln finden sich nämlich die meisten Carotinoide und Flavonoide. Angesichts der neuesten Erkenntnisse über die Schutzwirkung von HSPs sollte man diese Empfehlung unbedingt erweitern: »Gelobt sei, was scharf ist«.

XENOHORMESIS

Pflanzen haben ein sehr viel ausgeklügelteres und effektiveres Abwehrsystem als wir Menschen. Davon können wir enorm profitieren.

Pflanzen haben uns gegenüber einen Nachteil. Sie sind Gefahren aus der Umwelt in sehr viel höherem Maß ausgesetzt, denn sie können ihnen nicht ausweichen. Eine der wirkungsvollsten Strategien des Menschen, um Schaden zu vermeiden, besteht darin, ihm einfach aus dem Weg zu gehen.

DIE WAFFEN DER FLORA

Die Pflanze hat diese Möglichkeit nicht. Sie ist ortsgebunden, muss also andere Methoden entwickeln: Eine Tomate produziert als überlebenswichtigen Sonnenschutz Lycopin, den roten Farbstoff. Der stellt nichts anderes dar als ein Farbpigment. Darin ist er ganz ähnlich dem Melanin, das bei Sonneneinstrahlung die menschliche Haut bräunt und dadurch schützt. Nur mit dem Unterschied, dass Lycopin viel effektiver ist. Auch gegen Fressfeinde können sich Pflanzen wehren. Sie machen sich einfach ungenießbar. Eine wirksame Methode hierfür ist die Produktion von Bitterstoffen. Die mögen die meisten Tiere nicht. Nicht zuletzt auch deshalb, weil Bitterstoffe tatsächlich in vielen Fällen Gifte sind. Die Kreativität, mit der Pflanzen sich dabei aus dem Giftschränkchen der Natur bedienen, kennt kaum Grenzen. So setzen die meisten Kohlarten zum Beispiel auf schwefelartige Verbindungen, was ihnen auch ihren besonderen Geschmack verleiht. Auch das Allicin im Knoblauch ist eine solche Schwefelverbindung.

WIE DER MENSCH PROFITIEREN KANN

Und hier die gute Nachricht: Während Pflanzen enorme Anstrengungen unternehmen müssen, um sich gegen die unterschiedlichsten Gefahren zur Wehr zu setzen, haben wir Menschen es ziemlich einfach: Wir müssen nur die entsprechenden Pflanzen essen. Deren Inhaltsstoffe lösen bei uns genau jene hormetischen Stressantworten aus, die uns gesund halten. Ein klein wenig gleichen wir Menschen dabei Parasiten, also Lebewesen, die andere – in diesem Falle die Pflanzen – für sich arbeiten lassen, ohne sich selbst dabei großartig anzustrengen. In der Wissenschaft kennt man dafür einen schönen Ausdruck: Xenohormesis. Darunter versteht man die Übertragung des Hormesis-Prinzips von anderen auf sich selbst.

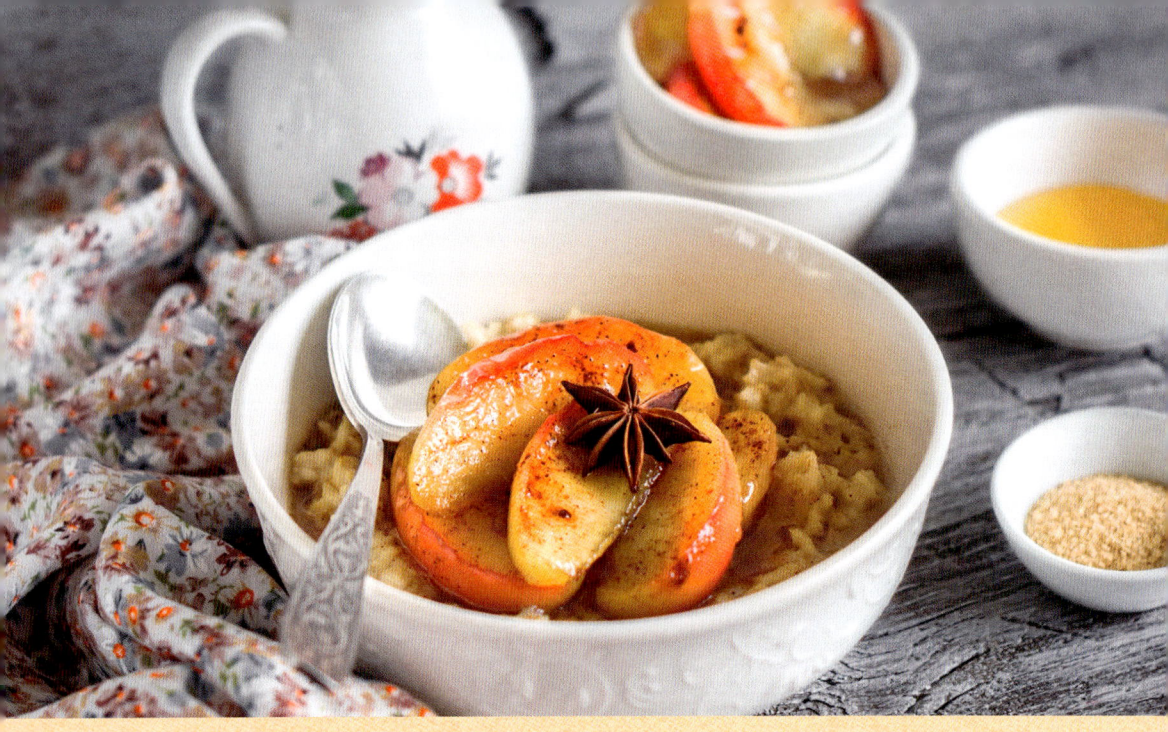

GESUNDHEITLICHE BENEFITS

Kalorienrestriktion wirkt sich positiv auf die Lebensdauer aus. Es ist inzwischen wissenschaftlich erwiesen, dass diese lebensverlängernde Wirkung auf der Aktivierung der Sirtuine beruht. Doch warum profitiert der menschliche Organismus von Stress, Belastungen und milden Giften? Die Antwort gibt uns die Evolutionsbiologie. Sie lautet: Das Leben ist kein Ponyhof. Ist es im Übrigen auch nie gewesen!

Der Überlebenskampf

Schon die ersten Einzeller mussten sich in einer extrem lebensfeindlichen Umwelt behaupten. Hitze, Kälte und radioaktive Strahlung waren ihre ständigen Begleiter. Als dann die Natur nach und nach höher entwickelte Organismen hervorbrachte, hatten die es auch nicht leichter. Genügend Nahrung zu finden wurde jetzt zur Hauptaufgabe.

INFO

SIRTUINE AKTIVIEREN

Sirtuine erwiesen sich als so überlebenswichtig, dass die Natur sie im Laufe der Evolutionsgeschichte für jede neue Spezies übernahm. Wir Menschen des 21. Jahrhunderts besitzen sie genauso wie ein Pantoffeltierchen. Allerdings haben wir heutigen Menschen ein anderes Problem: Wir aktivieren diese Enzyme kaum noch, denn wir essen täglich unsere drei Mahlzeiten oder auch mehr. Und dafür müssen wir uns noch nicht einmal körperlich anstrengen. Für dieses bequeme Leben sind wir eigentlich gar nicht geschaffen. Und das führt dazu, dass eine wichtige Gengruppe, die Sirtuine, nicht mehr aktiviert wird. Ein Psychologe hat das kürzlich als »Bequemlichkeits-Demenz« bezeichnet. Die ist allerdings kein unausweichliches Schicksal. Die beste »Medizin« dagegen ist: raus aus der Komfortzone, Hormesis betreiben und vermehrt Sirtfood konsumieren.

Nicht immer gelang das – weder den Wildtieren noch unseren Vorfahren. Diese lebten mehr als zwei Millionen Jahre als Jäger und Sammler. Das bedeutete, dass sie fast den ganzen Tag unterwegs waren, um Nahrung zu suchen. Wir können davon ausgehen, dass sie abends trotzdem oft mit knurrenden Mägen in ihren Höhlen saßen. Angesichts dieser schwierigen Lebensumstände bildeten sich in unseren Vorfahren Gene, die für das Überleben von Vorteil waren. Bei Nahrungsmangel schalten diese den Organismus auf Überlebensmodus. Die Evolution besorgt den Rest: Erfolgreiche Genpools setzen sich durch.

Solche Phasen, in denen der Organismus sozusagen im Überlebensmodus fährt, lassen uns nicht nur schwere Zeiten überstehen, sie machen uns auch wieder fit für die besseren. Denn auf zellulärer Ebene werden Schäden an der DNS repariert, alte und unbrauchbare Proteine entsorgt und der Stoffwechsel wieder auf Vordermann gebracht. »Cleaning House« nennen das die Amerikaner. Und nach dem zellulären Hausputz ist unser Körper fitter und gesünder als vorher.

Was Sirtuine bewirken

Konkret bewirkt die Sirtuinaktivierung:
- **Verbesserte Stoffwechselsituation:** Vor allem der Insulinstoffwechsel wird optimiert. Das hilft beim Abnehmen und schützt gegen das metabolische Syndrom.

- **Muskelgewebe wird erhalten:** Das ist ein enormer Vorteil gegenüber anderen Reduktionsdiäten. Bei denen baut der Körper meist mehr Muskel- als Fettzellen ab. Hier sorgen die Sirtuine dafür, dass die Muskulatur erhalten bleibt. Sirtuine stehen im Dienst der körperlichen Fitness und für die braucht's Muskeln.
- **Chronische Entzündungsprozesse werden heruntergeregelt:** Die sogenannte Silent inflamation, darunter versteht man chronisch niederschwellige Entzündungsprozesse, ist inzwischen als entscheidender Krankheits- und Alterungsfaktor identifiziert. Sirtuine fahren sie auf ein Minimum zurück.
- **DNS-Schäden werden repariert:** Dies ist wahrscheinlich eines der wichtigsten Sirtuin-Effekte überhaupt. DNS-Schäden lassen uns nicht nur altern, sie stehen auch am Anfang jeder Krebserkrankung. Sirtfoods sind deshalb Anti-Krebsmittel!

Anti-Aging

Sirtfood-Lebensmittel sind die klassischen Anti-Aging-Mittel. Sie aktivieren Enzyme, die man zu Recht als »Langlebigkeitsenzyme« bezeichnet. Dennoch umfasst Anti-Aging natürlich mehr als nur die Aktivierung von Sirtuinen. Die moderne Anti-Aging-Medizin hat inzwischen »Sieben Säulen des Alterns« identifiziert. Dabei handelt es sich um molekulare Mechanismen, die für den Alterungsprozess verantwortlich sind. Sie alle lassen sich gezielt beeinflussen. Hier sind »Die tödlichen Sieben«.

Oxidative Belastung

Sogenannte freie Radikale gehörten zu den ersten Substanzen, die man als Altmacher identifiziert hat. Zumeist handelt es sich um Sauerstoffverbindungen, die als Abfallprodukte des Energiestoffwechsels anfallen und gesunde Zellen schädigen. Lange Zeit setzte man bei ihrer Bekämpfung auf die Vitamine A, C und E. Doch ist es besser, die körpereigenen antioxidativen Enzymsysteme zu stimulieren – am besten durch Sport.

Glykosylierungsprozesse

Zucker ist nicht nur ein Brennstoff, sondern auch ein Klebstoff. Vor allem verklebt er die Proteine in unserem Körper. Das lässt die Blutgefäße hart und die Haut faltig werden. Und selbstverständlich macht Zucker dick.

> Die Therapie ist einfach: Wo immer es geht, Zucker reduzieren.

Ein zu hoher Zuckerspiegel sorgt für einen erhöhten Insulinspiegel, und der führt zur Insulinresistenz. Die wiederum ist Ursache für das metabolische Syndrom, wie die häufigsten Stoffwechselerkrankungen genannt werden: Fettleibigkeit, Buthochdruck, Diabetes Typ 2 und Fettstoffwechselstörungen.

Chronische Entzündungen

Niederschwellige Entzündungsprozesse sind entscheidend verantwortlich für fast alle Alterserkrankungen, von der Arteriosklerose über die Demenz bis hin zu Krebserkrankungen. Auslöser für solche Prozesse sind in vielen Fällen sogenannte Zytokine. Von denen gibt es proinflammatorische, die Alterungsprozesse fördern, aber auch antiinflammatorische, die davor schützen. Aufgebaut werden die Zytokine aus Fettsäuren. Die uns schützenden antiinflammatorischen Zytokine werden dabei vor allem aus Omega-3-Fettsäuren (Fischölen) gebildet. Durch die Zufuhr der richtigen Fette können wir also das inflammatorische Milieu in unserem Körper regulieren. Neben Fischölen haben auch viele sekundäre Pflanzenstoffe antiinflammatorische Wirkungen.

Hormonmangel

Frauen spüren es deutlich während der Wechseljahre, aber auch Männer bleiben selbstverständlich nicht davon verschont: Das Absinken der Hormonkonzentration im Blut geht häufig mit Beschwerden einher. Und nicht nur das. Der zunehmende Hormonmangel lässt uns Menschen, wie alle Lebewesen, auch schneller altern. Die Hormonersatztherapie war lange umstritten. In ihrer modernen Form ist sie wieder eine si-chere und effektive Behandlungsform – und ein Schutz gegen das Altern.

Der Verlust der mitochondrialen Funktion

Bei den Mitochondrien handelt es sich um die »Kraftwerke« der Zellen. Ihre – mit zunehmendem Alter – nachlassende Funktion führt dazu, dass der Zelle und damit unserem Organismus immer weniger Energie

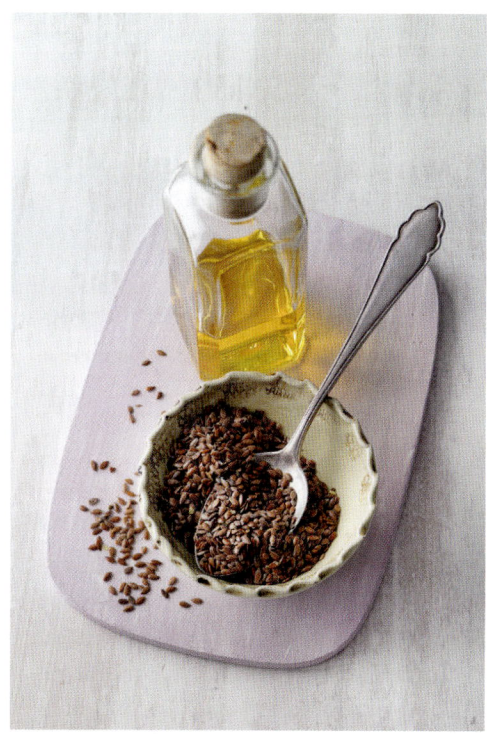

Ideal ist Rohleinöl, dem keine anderen Öle oder sonstigen Stoffe zugesetzt wurden.

23

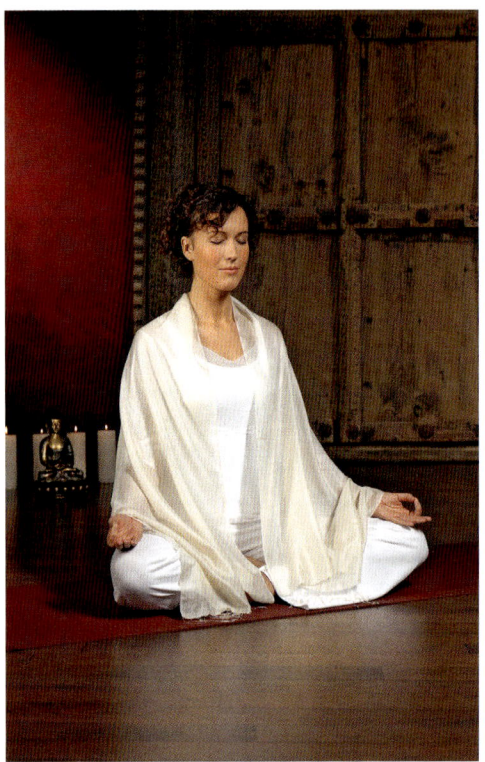

Durch Meditation können Sie die Telomerase-enzyme wunderbar aktivieren.

zur Verfügung steht. Gleichzeitig werden aber – ebenfalls durch den Alterungsprozess verursacht – zunehmend Schadstoffe gebildet. Hierbei handelt es sich im Wesentlichen um die bereits erwähnten freien Radikale. Die gute Nachricht: Es gibt eine Möglichkeit, diesen Alterungsprozess zu verlangsamen und – immerhin in gewissem Umfang – aufzuhalten: Durch »Mitohormesis« wer-

den Mitochondrien wieder fit gemacht und sogar neu gebildet.

Genetische und epigenetische Veränderungen

Im Laufe der Zeit beziehungsweise mit zunehmendem Alter häufen sich auch an unserer Erbsubstanz die Schäden. Diese betreffen sowohl die Abfolgen der Basenpaare in der DNS (Mutationen) als auch in den Markierungen, mit denen unser Körper bestimmte Genregionen an- und abschaltet (epigenetische Veränderungen). Die wichtigste Maßnahme zur Behebung dieser Schäden lautet: Aktivierung von Sirtuinen.

Die Verkürzung von Telomeren

In jeder unserer Körperzellen gibt es eine Art »biologische Uhr«. Dabei handelt es sich um die sogenannten Telomere. Diese befinden sich an den Enden unserer Chromosomen. Bei jeder Zellteilung verkürzen sie sich. Hat die Telomerenlänge eine kritische Grenze erreicht, kann sich die Zelle nicht weiter teilen und stirbt ab.
Es gibt aber auch ein Enzym namens Telomerase, das die Telomere wieder aufbaut. Außerdem lässt sich durch Sport, gesunde Ernährung und Entspannungstechniken die Telomerase aktivieren. Inzwischen sind auch eine ganze Reihe sekundärer Pflanzenstoffe identifiziert, die auf die Telomerase Einfluss nehmen. Viele von ihnen finden sich in Sirtfood-Lebensmitteln.

Krebsprävention

Krebs entsteht nicht einfach über Nacht. Krebs entwickelt sich über einen langen Zeitraum. Wenn bei einer klinischen Untersuchung eine Krebsgeschwulst im Frühstadium – also mit einem Durchmesser unter zwei Zentimetern – diagnostiziert wird, so handelt es sich dabei um einen Tumor, der bereits aus Millionen von Krebszellen besteht und zumeist schon über viele Jahre gewachsen ist. Krebsfrüherkennung ist sicherlich wichtig. Krebsprävention fängt allerdings früher an. Ziel der Präventation ist, dass es gar nicht erst zu einem bösartigen Tumor kommt.

Wie Krebs entsteht

Bei der Krebsentstehung unterscheidet man in der Medizin zwischen drei Stadien. Bei der **Krebsinitiation** kommt es zu einer Schädigung der DNS, die eine besonders üble Konsequenz hat. Die Zelle beginnt, sich hemmungslos zu teilen. Genau das ist das Charakteristikum jeder Krebszelle. Bei der **Krebspromotion** hat sich bereits ein kleiner Zellverband gebildet, in dem alle Tochterzellen von ihrer Mutterzelle die verhängnisvolle Fähigkeit des unkontrollierten Wachstums übernommen haben. Bei der **Krebsprogression** wächst dieser Zellverband weiter, gewinnt Anschluss an das Blut- und Lymphsystem und breitet sich im gesamten Organismus aus.

Die schlechte Nachricht lautet: All dies passiert gar nicht so selten. Jeder von uns hat Krebszellen im Körper. Bei vielen Menschen lassen sich Mikrokarzinome nachweisen. Die gute Nachricht ist: In allen Stadien ist Prävention möglich. Krebszellen können abgetötet, Mikrokarzinome am Weiterwachsen gehindert werden – und auch der Anschluss an das Gefäßsystem lässt sich unterbinden.

Krebs gezielt vorbeugen

Für eine echte Krebsprävention bietet sich eine doppelte Strategie an. Da am Anfang einer Krebserkrankung immer eine DNS-Schädigung steht, besteht der beste Krebsschutz darin, DNS-Schäden zu verhindern beziehungsweise diese möglichst schnell und effektiv zu beheben. Eine entscheidende Rolle spielen dabei die Sirtuine. Sie sind auf DNS-Reparatur spezialisiert.

Es ist aber nicht nur die Sirtuinaktivierung, über die viele sekundäre Pflanzenstoffe wirken. Viele regulieren auch jene Entzündungsprozesse herunter, die sowohl für den Alterungsprozess als auch für die Krebsentstehung entscheidend sind.

Doppelstrategie gegen Krebs

Auf dem Prinzip des Aushungerns beruht auch die zweite Strategie zur generellen Krebsprävention. Krebszellen sind in der Auswahl ihrer Energiequellen ausgesprochen wählerisch. Sie ernähren sich fast ausschließlich von Zucker. Und den verbrennen sie außerdem nicht mithilfe von Sauerstoff, wie es die meisten Körperzellen tun. Vielmehr vergären sie Zucker auf einem anderen, evolutionsbiologisch sehr viel älteren Stoffwechselweg zu Milchsäure. Der Vergärungsprozess macht die Krebszelle allerdings auch verwundbar. Entzieht man ihr die einzige Energiequelle, nämlich den Zucker, so ist sie in ihrem weiteren Wachstum extrem beeinträchtigt. Der Kampf gegen Krebs beruht also auf einer Doppelstrategie: Entzug von Zucker und damit der Lebensgrundlage von Krebszellen bei gleichzeitiger Zufuhr hochkonzentrierter Sirtuinaktivatoren, den potentesten »Cancer-Fightern« unter den sekundären Pflanzenstoffen.

Das ist genau das, was wir in der Diätphase des Sirtfood-Programms empfehlen: Kalorienrestriktion bei gleichzeitiger Zufuhr von Pflanzenstoffen zur DNS-Reparatur.

Hormonbalance

Sowohl der Begriff *Hormesis* als auch das Wort *Hormon* leiten sich von dem griechischen Wort *Hormein* ab, das »antreiben« bedeutet. Hormone »sagen« den Zellen und Geweben unseres Körpers gewissermaßen, was sie zu tun haben. Und weil viele Hormone Einfluss auf unseren Stoffwechsel nehmen, ist auch die Regulation des Körpergewichts in hohem Maße hormonabhängig. Sie werden also auch mit der weltbesten Diät und dem ambitioniertesten Sportpro-

gramm nicht abnehmen, wenn Sie hormonelle Fehlfunktionen aufweisen.

Das Gute an der Sirtfood-Diät ist, dass sie sich auf viele hormonelle Prozesse im Körper günstig auswirkt. Das gilt vor allem für den Insulinstoffwechsel. Sirtfoods stimulieren die Insulinsekretion und verbessern gleichzeitig die Empfindlichkeit der Zellen für die Wirkung dieses Hormons. Das verhindert eine Insulinresistenz, die Grundlage für das gefürchtete metabolische Syndrom. Sirtuine führen auch zu einer vermehrten Sekretion von Schilddrüsenhormonen. Eine latente Unterfunktion der Schilddrüse ist vor allem bei Frauen weitverbreitet und begünstigt die Gewichtszunahme.

Schließlich wirken die in Sojaprodukten enthaltenen Inhaltsstoffe Genistein und Daidzein als Phytohormone regulierend auf den Östrogenstoffwechsel. Dies ist einer der Gründe, warum Frauen in Japan deutlich weniger Wechseljahresbeschwerden haben als

INFO

KREBS VERHINDERN

Ein- bis zweimal jährlich für eine Woche das Sirtfood-Intensivprogramm (gekoppelt mit Kalorienrestriktion) ▶ siehe Seite 30–31. Besser kann man nicht abnehmen. Und effektiver kann man dem Krebs nicht vorbeugen.

ihre Geschlechtsgenossinnen in Europa oder in den USA. Dennoch: Besteht der Verdacht auf eine entsprechende Störung, sollte ein Hormonspezialist aufgesucht werden. Folgende Hormone sind insbesondere für das Körpergewicht von Bedeutung:

- **Schilddrüsenhormone** sind die entscheidenden Hormone für die Regulation des Stoffwechsels und damit des Körpergewichts. Eine Schilddrüsenunterfunktion sollte vor einer Diät also unbedingt ausgeschlossen werden.
- **Insulin** sorgt dafür, dass der Blutzucker in die Zellen eingeschleust wird. Im Alter und bei chronischem Übergewicht stumpfen die Insulinrezeptoren jedoch ab und die Insulinkonzentration im Blut steigt an. Das begünstigt metabolische Erkrankungen und verhindert die Fettverbrennung.
- **Östrogene** machen nicht dick. Das Gegenteil ist der Fall. Das Absinken von Östrogen nach den Wechseljahren begünstigt erst eine Gewichtszunahme.
- **Androgene** Bei Männern sinken die Androgenspiegel mit dem Alter ab. Das hat Folgen für die Körperzusammensetzung. Die Muskeln werden weniger, das Fett wird mehr.
- **Wachstumshormon (HGH)** Ähnlich wie die Androgene ist auch das Human Growth Hormone (HGH) ein anaboles Hormon. Vor allem für den Muskelaufbau ist dieses Wachstumshormon wichtig. Ein Mangel an Human Growth Hormone wirkt sich negativ auf die Körperzusammensetzung aus.
- **Vitamin D** zählen wir inzwischen zu den Hormonen. Es hat großen Einfluss auf die Muskulatur und den Knochenstoffwechsel. Ein Vitamin-D-Mangel ist in Deutschland vor allem während der Wintermonate weitverbreitet und sollte auf jeden Fall ausgeglichen werden.

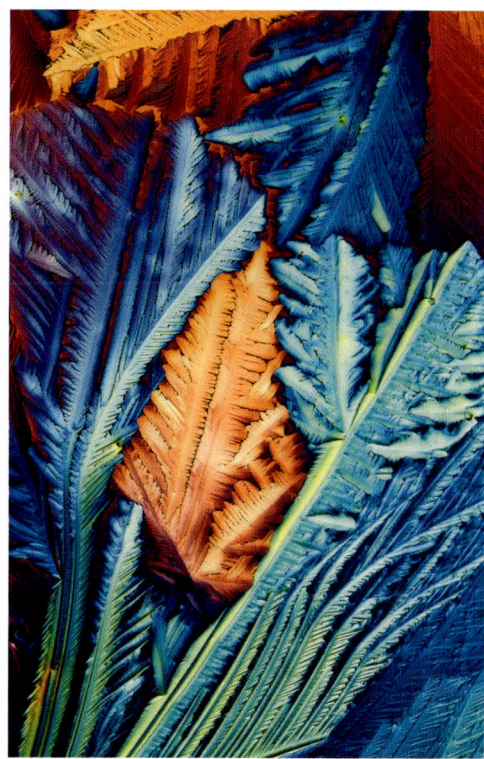

Die Konzentration des Hormons Östrogen im Blut nimmt nach den Wechseljahren ab.

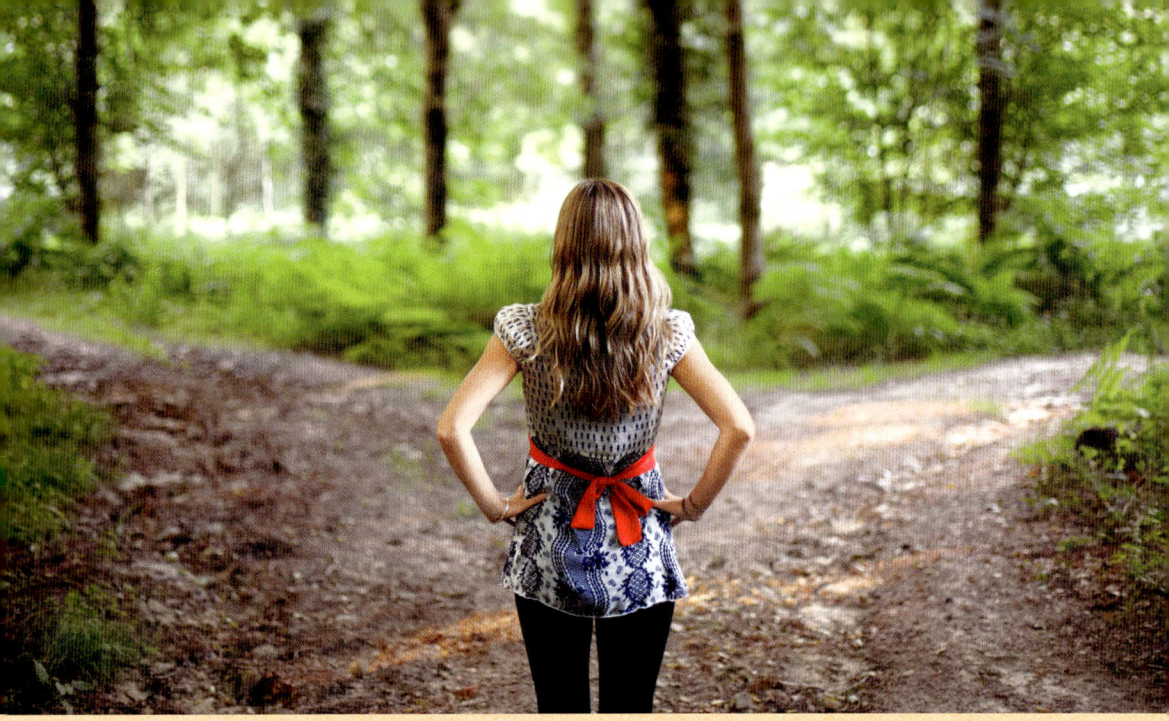

ABNEHMEN MIT SIRTFOOD

Lange Zeit herrschte in der Medizin ein eher schlichtes Denken: eine Substanz – eine Wirkung. Heute ist unsere Vorstellung von den Abläufen in unserem Körper sehr viel komplexer geworden. Zum einen denken wir zunehmend in Regelkreisen, berücksichtigen also, dass sehr unterschiedliche Funktionen des Körpers miteinander vernetzt sind. Zum anderen haben wir erkannt, dass viele Abläufe in unserem Körper durch so-

genannte Signalwege gesteuert werden. Für diese Signalwege gibt es zumeist eine Art von »Wächtermolekül«, das darüber entscheidet, wohin die Reise geht.

Den Fettabbau stimulieren

Sirtuine sind die Wächtersubstanzen, welche die komplexen Signalwege regulieren, die bei Hungerstress die Weichen in Richtung

INFO

HER MIT DEM BRAUNEN FETT

Braunes Fettgewebe ist wenig bekannt. Seine Aufgabe besteht nicht, wie beim weißen Fettgewebe, in der Speicherung von Energie. Vielmehr dient es dazu, bei Kälte durch Verbrennung zusätzliche Energie und damit Wärme zu erzeugen. Viele Tiere sichern damit bei niedrigen Temperaturen ihr Überleben. Menschliche Babys besitzen noch viel braunes Fettgewebe, da sie durch ihre relativ große Körperoberfläche leicht auskühlen. Bei Erwachsenen ist nur noch wenig braunes Fettgewebe vorhanden. Der ausgewachsene Mensch erzeugt bei Kälte die erforderliche zusätzliche Wärme hauptsächlich durch Muskelzittern. Die moderne Adipositasforschung arbeitet zurzeit mit Hochdruck daran, braunes Fettgewebe im Körper zu vermehrtem Wachstum anzuregen. Als Folge des dadurch erzielten »thermogenetischen Effekts« ließe sich das Abnehmen deutlich vereinfachen. Auf die Erfolge dieser Forschungsarbeiten müssen wir jedoch nicht warten. Die Sirtuinaktivierung führt bereits jetzt dazu, dass der Körper mehr braunes Fett herstellt. Und damit nicht genug. Als Folge der Sirtuinaktivierung wird auch das klassische weiße Fettgewebe vermehrt in braunes umgewandelt. Dieser Mechanismus ist als »Browning-Effect« bekannt. Sirtfood ist also eine Art »Bräunungsmittel« für Fettgewebe. Und damit ermöglicht es eine völlig neue, evolutionsbiologisch jedoch wiederum sehr alte Art von Energieverbrennung.

Fettverbrennung, Zellreparatur und Langlebigkeit stellen. Die Reparatur- und Langlebigkeitsenzyme oder Sirtuine stimulieren auf diese Weise den Fettabbau. Eine gute Nachricht für alle, die abnehmen wollen. Die Tatsache, dass in einer Hungersituation die Fettreserven angegriffen werden, ist mehr als logisch. Dafür wurden sie schließlich angelegt. Sirtuine haben aber auch hier einen zusätzlichen Nutzen. Sie lassen zwar das Fettgewebe insgesamt schmelzen, eine bestimmte Art von Körperfett aber stimulieren sie: das braune Fettgewebe.

Die Alternative zu Reduktionsdiäten

Ein großes Problem bei vielen Reduktionsdiäten ist, dass nicht nur Fett-, sondern auch viele Muskelzellen abgebaut werden. Das ist alles andere als erwünscht, denn Muskelgewebe ist schließlich jener Ort in unserem Körper, an dem am meisten Kalorien verbrannt werden. Weniger Muskulatur bedeutet aber auch weniger Grundumsatz. Wer über wenig Muskelmasse verfügt, verbraucht also weniger Energie. Wird also nach dem Ende einer Diät wieder die gleiche Menge an Kalorien gefuttert, resultiert daraus eine sogenannte positive kalorische Bilanz. Der Körper nimmt sehr schnell wieder zu – und diesmal hauptsächlich in Form von Fettgewebe. Dieser Mechanismus, durch den nach einer Diät das ursprüngliche Körpergewicht schnell wieder erreicht und die Körperzusammensetzung zusätzlich verschlechtert wird, ist in der Ernährungsmedizin seit Langem als Jo-Jo-Effekt bekannt und gefürchtet.

Die Sirtfood-Diät

Bei der Sirtfood-Diät passiert genau das nicht. Die Sirtuine tun alles dafür, die Muskelmasse zu erhalten, denn sie sind Reparatur- und Langlebigkeitsenzyme. Sie machen in Notzeiten den Körper fit für die Zukunft. Ein geschwächter Körper mit weniger Muskeln ist keine Hilfe. Also sind Sirtuine auch die »Wächter unserer Muskeln«. Sie schützen die Muskulatur nicht nur vor dem Abbau, sie stimulieren sogar aktiv deren Aufbau. Das tun sie vor allem über die Aktivierung von Muskelstammzellen. Die sitzen als sogenannte Satellitenzellen auf den Muskelfasern. Normalerweise befinden sie sich

in einem Ruhezustand. Wird der Muskel jedoch gestresst oder beschädigt, so werden diese Zellen aktiv, reparieren die Schäden und bauen dabei zusätzliche Muskelmasse auf. Genau auf diesem Effekt beruht das Muskelaufbautraining. Und über genau den gleichen Effekt wirken Sirtuine.

Die Sirtfood-Diät bewirkt somit eine wirklich langanhaltende Gewichtsreduktion, weil sie die Muskelmasse erhält und damit dem Jo-Jo-Effekt vorbeugt. Das macht sie aber auch zu einer idealen Diät für alle, die nur ein wenig Übergewicht haben, bereits Sport treiben, aber dennoch ein paar Pfunde verlieren möchten. Sirtfood-Lebensmittel stellen sicher, dass es sich bei diesen Pfunden tatsächlich um reines Körperfett handelt.

INFO

SIRTFOOD-DIÄT: KURZANLEITUNG

Sie wollen in 28 Tagen nachhaltig abnehmen? Dann beginnen Sie mit zwei Tagen, an denen Sie reichlich kalorienfreie Flüssigkeit (Wasser, Tees) zu sich nehmen und etwa 800 Kilokalorien. Danach gibt es an 26 Tagen drei Mahlzeiten pro Tag und insgesamt 1800 Kilokalorien ▶ siehe Rezepte ab Seite 82. Zwischendurch können Sie außerdem intermittierend fasten ▶ siehe rechte Seite.

INTERVALLFASTEN

Ein Gesundheitstrend, der die Pfunde zum Schmelzen bringt, ist das intermittierende oder Kurzzeitfasten, das ganz nach individuellem Bedarf und Belieben getaktet werden kann.

Beim Intervallfasten wechseln sich Fastenphasen von unterschiedlicher Dauer mit Phasen der Nahrungsaufnahme ab. Die Fastenphasen reichen dabei von fünf Stunden Essenspause zwischen drei Hauptmahlzeiten über das Weglassen nur einer Mahlzeit bis hin zu ganzen Fastentagen, die sich mit »normalen« Esstagen abwechseln. Das Tolle daran: Auf lange Sicht bekommen Sie so nicht nur den Speck weg, weil Ihr Stoffwechsel lernt, von Ihren Reserven zu leben, sondern Sie fühlen sich auch besser und herrlich unbeschwert. Vor allem gewinnen Sie eine neue Einstellung zum Essen und zur Qualität Ihrer Nahrungsmittel. Denn ohne das richtige, genussvolle Essen nach den Pausen ist Fasten einfach nicht sinnvoll, anderenfalls würde das Ganze auf lange Sicht zu einer Essstörung führen.

WAS SIE WISSEN SOLLTEN

An den Esstagen können Sie ganz normal essen. Keine Sorge, viele Fastende sind nach den Fastenphasen nicht unterzuckert und gierig nach Süßem. Kurzzeitfasten trägt eher dazu bei, eine Neigung zu zucker- und fettreichen Nahrungsmitteln abzuschwächen und sich auf gesunde, frische Lebensmittel, wie etwa Sirtfood-Lebensmittel, zu freuen, erst recht, wenn erste Abnehmerfolge sichtbar werden. Optimal ist es, wenn Sie Ihre Fastenzeiten auf Werktage legen oder auf ein Wochenende, an dem Sie nicht eingeladen sind oder Gäste erwarten. Sonst wird Fasten zum Stimmungskiller.

Finden Sie einen Rhythmus, der Ihnen entspricht, zum Beispiel: frühstücken, Mittagessen ausfallen lassen und um 18 Uhr Abendessen oder ein Fastentag und zwei normale Esstage oder ein Fastentag und ein Esstag. Bleiben Sie flexibel, lassen Sie aber nicht zu viele Fastentage oder Esspausen ausfallen. Nach dem Motto des Mediziners und Journalisten Michael Mosley: »Seien Sie nett zu sich, aber bleiben Sie hart.«

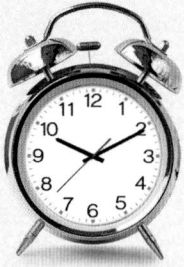

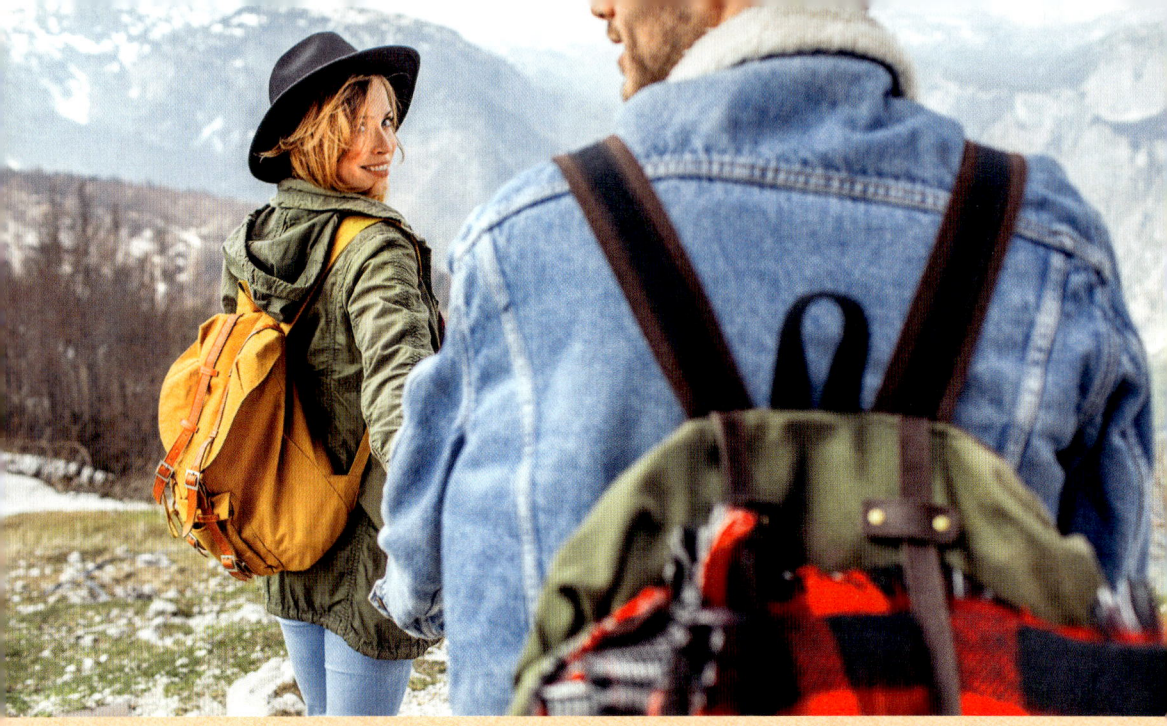

DAS PRINZIP BEWEGUNG

Es gibt kein vernünftiges Ernährungsprogramm, das ohne Sport und Bewegung auskommt. Dafür gibt es gute Gründe. Übergewicht ist ja nicht nur die Folge falschen Essverhaltens, sondern auch von Bewegungsmangel. Wenn die Pfunde zum Problem werden, ist das zu guter Letzt immer die Folge einer sogenannten positiven kalorischen Bilanz. Anders ausgedrückt: Es werden mehr Kalorien zugeführt als verbrannt.

Mehr Energie verbrauchen

Korrigieren lässt sich die Energiebilanz im Wesentlichen über zwei Faktoren: Entweder Sie reduzieren die Kalorienaufnahme oder Sie verbrauchen mehr Kalorien. Das Erste erreichen Sie, indem Sie weniger essen. Das Zweite erreichen Sie durch mehr Bewegung. Am effektivsten ist es natürlich, wenn Sie beides miteinander verbinden.

Sport ist (nicht) gesund

Sport soll gesund sein? Warum eigentlich? Sport bedeutet doch zunächst einmal, dass der Körper vermehrt Energie umsetzen muss. Das heißt aber auch, dass er überflutet wird von freien Radikalen, die als Abfallprodukte dieser Energiegewinnung freigesetzt werden. Die oxidative Belastung des Körpers steigt also durch Sport an. Gesund scheint das zunächst nicht zu sein.

Sport ist ein klassisches Beispiel für das Hormesis-Prinzip.

Wer Kraftsport macht und dabei gezielt seine Muskeln trainiert, wird danach unter einem ordentlichen Muskelkater leiden. Früher dachte man, dass dies bedingt sei durch Milchsäure, die sich in der Muskulatur einlagert. Heute weiß man: Es ist nicht die Milchsäure, es sind vielmehr viele kleine Mikroverletzungen an den Muskelfasern, die als Folge der intensiven Beanspruchung entstehen und Schmerzen machen. Letztendlich wird der Muskel also durch Kraftsport geschädigt. Und das soll gesund sein? Die Antwort lautet: Nein, das ist nicht gesund. Für unseren Körper ist das alles erst einmal nur eine zusätzliche Belastung, ein Stressreiz. Sport ist nicht gesund. Gesund ist die Reaktion unseres Körpers auf die Stressreize, die beim Sport entstehen.

Auf die vermehrte oxidative Belastung bei Sport reagiert unser Körper, indem er seine eigenen antioxidativen Abwehrsysteme hochfährt. Die tragen so unaussprechliche Namen wie Superoxid-Dismutase oder Glutathion-Peroxidase und sind besonders effektive Verteidigungsmechanismen. Einmal hochgefahren schützen sie unseren Organismus auch gegen viele andere oxidative Belastungen. Die klassische hormetische Reaktion des Körpers ist zu überkompensieren, das heißt, nicht nur der akute Stressreiz wird bekämpft – auch künftigen Schädigungen wird vorgebeugt.

Ganz Ähnliches geschieht beim Muskelkater. Die vielen kleinen Verletzungen an den

INFO

SPORT ALS ANTI-AGING-MITTEL
Körperliche Bewegung hilft nicht nur dabei, Gewicht zu verlieren oder sein Gewicht zu halten. Wer regelmäßig Sport treibt, der schützt sich auch vor Herz-Kreislauf-Erkrankungen, beugt Osteoporose vor, reduziert sein Krebsrisiko und erkrankt weniger häufig an Demenz. Man kann also, ohne zu übertreiben, sagen: Sport ist eine Art Universalprävention.

Muskelfasern werden repariert. Auch das geschieht überkompensierend, sodass am Ende der Muskel sogar ein wenig größer geworden ist. Wichtig ist dabei jedoch eines: Der positive Effekt beim Sport entsteht durch die Regeneration. Dafür braucht der Organismus Zeit. Den größten Trainingsnutzen bringt daher ein Intervalltraining. Gönnen Sie ihrem Körper nach einem intensiven Bewegungsprogramm einen Tag Ruhe, um sich zu regenerieren. Für die sehr Sportlichen: Wechseln Sie vom einen auf den anderen Tag die Sportart: einen Tag Krafttraining, einen Tag Ausdauertraining.

Das Begleitprogramm

Für die Sirtfood-Diät schlagen wir Ihnen zwei Varianten des Bewegungsprogramms vor. Sie müssen kein Leistungssportler werden, um von dem gesundheitlichen Nutzen des Sirtfood-Programms zu profitieren. Auch ein wenig mehr Bewegung im Alltag – das ist durch große Studien gut belegt – bringt einen hohen Nutzen für die Gesundheit ▶ siehe rechte Seite.
Für alle, die in Sachen Bewegung ein wenig ambitionierter sind, empfehlen wir ein Sportprogramm nach dem Hormesis-Prinzip. Das sieht ein wenig anders aus als das, was vor einigen Jahren allgemeiner Trend war. Damals hieß es noch, leicht, locker und mit einem Lächeln auf den Lippen durch den Stadtwald zu traben sei das Optimum.

Und dabei sollte man bei mittlerer Herzfrequenz möglichst nicht aus der Puste kommen, sich also unterhalten können.

High Intensity Interval Training

Das Hormesis-Prinzip im Sport sieht völlig anders aus. Jetzt lautet die Devise: Stressen Sie Ihren Körper. Bringen Sie ihn kurzfristig immer wieder an seine Leistungsgrenzen. Das aktiviert hormetische Kompensationsmechanismen am meisten. High Intensity Interval Training (HIIT) ist der Fachbegriff für diese neue Trainingsmethode. Für das Laufen durch den Stadtpark bedeutet das: Gleichmäßiges Joggen und das Fixieren der Pulsuhr, damit der Maximalpuls nur ja nicht überschritten wird, bringen nichts. Bauen Sie in Ihren Parcours vielmehr immer wieder kurze Zwischenspurts ein, die Ihren Puls richtig in die Höhe treiben.

Krafttraining

Für das Krafttraining bedeutet hormetisches Trainieren: nicht ständig das gleiche Programm mit den gleichen Gewichten beziehungsweise der gleichen Belastung abspulen. Das ist für den Körper schon bald eine Gewohnheit und somit kein Stressreiz mehr. Ohne Stressreiz gibt es aber auch keine Stressantwort. Muskelaufbau stellt sich ein, wenn der Muskel unter der Belastung beginnt, weh zu tun. Die drei zusätzlichen Übungseinheiten, die Sie jetzt noch machen, sind die effektivsten.

IN BEWEGUNG BLEIBEN

Experten empfehlen 30 Minuten Bewegung pro Tag. Das ist nicht einfach, aber es gibt einen Trick: Sobald Sie Tag für Tag für viele kleinere Aktivitäten sorgen, füllt sich Ihr Bewegungskonto langsam, aber sicher.

Es ist ein Riesenunterschied, ob Sie kaum oder null Bewegung haben oder ob Sie gezielt regelmäßige Bewegungseinheiten in Ihren Tagesablauf einbauen – und das ohne großen zeitlichen Mehraufwand.

MACH' 10 000 SCHRITTE AM TAG

Tatsächlich belegen wissenschaftliche Studien positive Wirkungen, wenn man tagtäglich geht, so weit die Füße einen tragen. Der Blutdruck sinkt, die Fitness verbessert sich, Sie nehmen ab oder können Ihr Gewicht viel leichter halten. Wer 10 000 Schritte täglich geht, verbrennt zwischen 2000 und 3500 Kalorien mehr pro Woche. Schon der Arbeitsweg kann dazu genutzt werden: Walken Sie von der Bushaltestelle oder vom Parkplatz zu Ihrem Arbeitsplatz. Fahren Sie mit dem Fahrrad zur Arbeit. Sollten Sie auf Bus, Bahn oder Auto angewiesen sein, steigen Sie eine Station früher aus oder parken Sie ein Stück weiter entfernt und legen Sie den Rest des Weges zu Fuß zurück. Rolltreppen und Aufzüge lassen Sie ab jetzt immer links liegen.

Stehen Sie während der Arbeit am Schreibtisch häufiger mal auf und gehen Sie herum – etwa beim Telefonieren. Rufen Sie Ihre Kollegen nicht an sondern gehen Sie in ihr Büro. Holen Sie sich Ihren Kaffee eine Etage tiefer. Laufen Sie einfach drei Minuten auf der Stelle. Platz dafür ist überall. Treten Sie erst eine Minute auf der Stelle und lassen Sie Ihre Arme dabei mitschwingen.

Nach Feierabend verschnaufen Sie kurz zu Hause, und dann rein in die Laufschuhe und noch mal vor die Tür! Schon ein zügiger Spaziergang von 30 Minuten bringt Sie zweieinhalb Kilometer voran. Danach haben Sie immer noch Zeit, um mit der Familie zu essen, Freunde zu treffen oder sich als Couch-Potato zu betätigen – nur mit viel besserem Gewissen. Außerdem schlafen Sie nach so einem aktiven Tag auch noch besser.

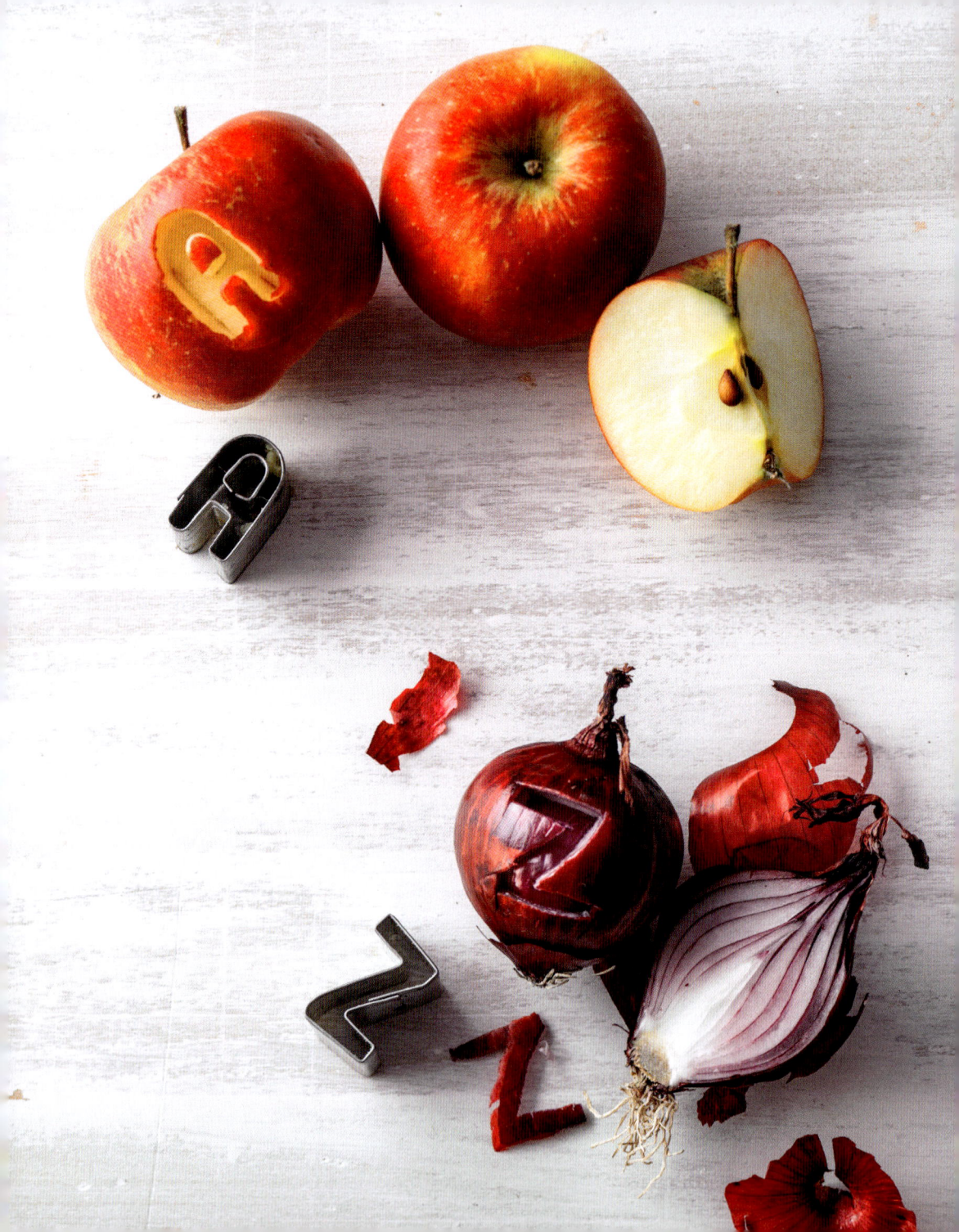

DIE TOP-22-SIRTFOOD-LEBENSMITTEL

ERFAHREN SIE, WELCHE SEKUNDÄREN PFLANZENSTOFFE UND VOR ALLEM WELCHE SIRTUINAKTIVATOREN IN SIRTFOOD-LEBENSMITTELN STECKEN UND WELCHE WIRKUNG SIE AUF IHRE GESUNDHEIT, IHR GEWICHT UND DIE ALTERUNGSPROZESSE IN IHREM KÖRPER HABEN.

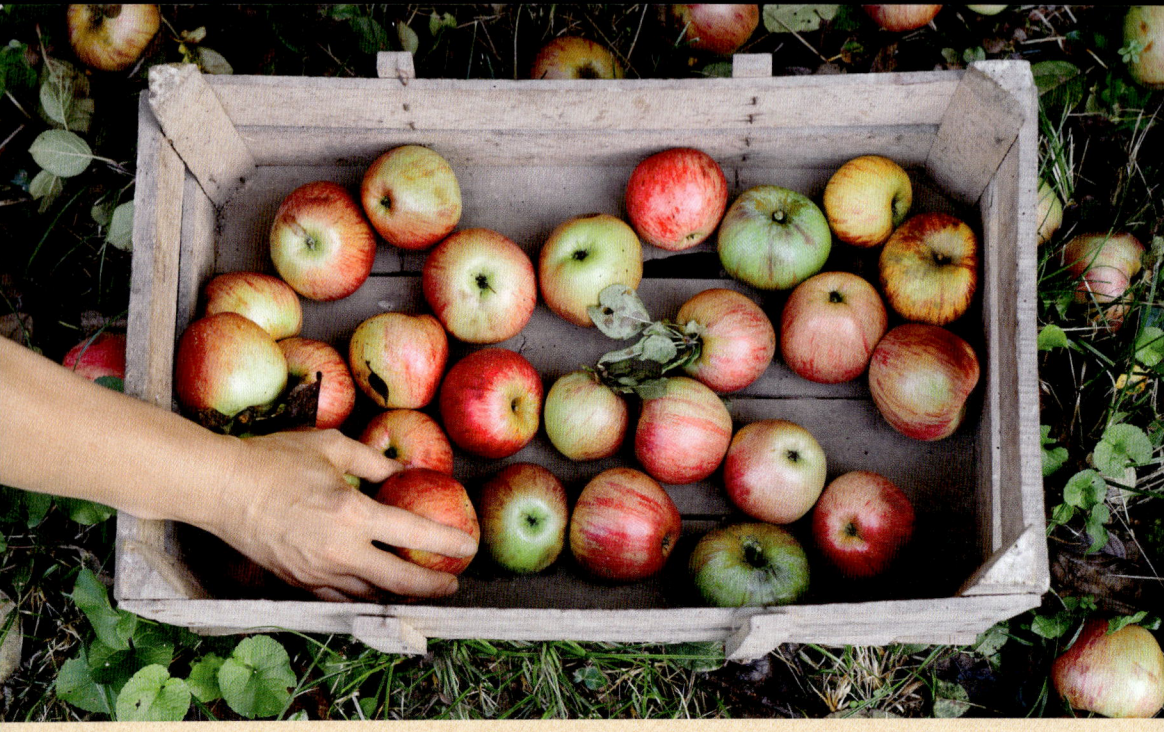

SIRTFOOD VON A BIS Z

Die Sirtuine bilden eine Gruppe multifunktionaler Enzyme und haben die Macht, die Fettverbrennung anzukurbeln, Muskeln aufzubauen und uns supergesund zu erhalten. Wir können die Sirtuine durch Kalorienreduktion, Fasten und Bewegung »anknipsen«. Der bequemste und alltagstauglichste Weg, sie für uns nutzbar zu machen, ist aber der über Lebensmittel, die sirtuinaktivierende Pflanzenstoffe enthalten.

Gesunde Gifte

Der Grund, warum Sirtfood-Lebensmittel so gesund sind und beim Abnehmen helfen, ist nicht der, dass sie unseren Organismus mit essenziellen Nährstoffen versorgen oder ihm Antioxidantien zuführen, um die zellschädigenden freien Radikalen in den Griff zu bekommen, sondern der, dass sie alle schwach giftig sind beziehungsweise den

Körper unter (leichten) Stress setzen, damit dieser sich an die Reize anpassen kann ▸ siehe Seite 14–18. Das macht fitter, gesünder und auf lange Sicht schlanker. Mit der 28-Tage-Turbo-Diät ▸ siehe Tipp auf Seite 30 können Sie diesen Effekt beschleunigen.

Äpfel

»One apple a day keeps the doctor away« (Ein Apfel am Tag hält den Doktor fern) – diesen Spruch kennt fast jeder, und er enthält viel Wahres: Äpfel gehören zu einer gesunden Ernährung wie der Starnberger See zu Bayern. Ihre heilsame Wirkung lässt sich gar nicht hoch genug einschätzen. Offenbar wusste der Mensch schon früher intuitiv: Äpfel tun mir gut. So gelangten bereits zur Zeit der Antike die ersten Apfelbäume aus Asien nach Europa. Im Mittelalter war der Apfelbaum in den Gärten Mitteleuropas etabliert. Wer Äpfel bewusst essen will, sollte aber wissen: Apfel ist nicht gleich Apfel.

Vitamine und Ballaststoffe

Für alle Äpfel gilt im Prinzip: Sie bestehen zu 85 Prozent aus Wasser, sie enthalten fast kein Eiweiß oder Fett, und innen drin stecken jede Menge wertvolle Inhaltsstoffe und Sirtuinaktivatoren. Die Ballaststoffe Pektin und Zellulose in der Schale kurbeln die Verdauung an. Pektin kann helfen, den Cholesterinspiegel zu senken. Außerdem befinden sich unter der Schale wichtige Vitamine wie Vitamin A, C, B_1, B_6 sowie Mineralstoffe wie Magnesium, Eisen oder Mangan. In Äpfeln verbergen sich außerdem sekundäre Pflanzenstoffe wie Quercetin ▸ siehe Seite 17, Catechin, Kaempferol oder Phloridzin, allesamt starke Antioxidantien, die als entzündungshemmend gelten. So belegen viele wissenschaftliche Studien: Der Konsum von Äpfeln kann dazu beitragen, chronischen

INFO

ALTE UND GUTE SORTEN

Es gibt Hunderte von Apfelsorten. In den Supermärkten sind aber meist nur die immer gleichen Züchtungen zu finden. Diese sind normalerweise sehr groß und sehen makellos aus. Doch Vorsicht! Sie sind zwar oft süß, schmecken aber nicht so, wie Äpfel schmecken sollten. Ihnen fehlt das besondere Aroma, das Urwüchsige der alten Sorten, die nicht nur würziger und weniger fad sind. Die alten Sorten benötigen auch weniger Spritzmittel und sind widerstandsfähiger gegen Krankheiten. Supermarktäpfel werden dagegen bis zu 20 Mal im Jahr gespritzt. Bevorzugen Sie deshalb alte Sorten von Streuobstwiesen sowie Bio-Äpfel.

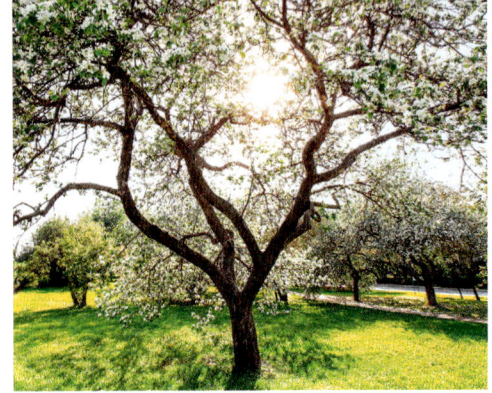

Bio-Äpfel von der Streuobstwiese sind ideal: Sie enthalten die meisten Sirtuinaktivatoren.

Krankheiten vorzubeugen und das Risiko für Krebs, Asthma, Diabetes und Herz-Kreislauf-Erkrankungen zu vermindern. Nach Angaben des Zentrums für Gesundheit helfen Äpfel beim Abnehmen, beugen Asthma vor, reinigen die Leber, sanieren die Darmflora und sind sogar gut fürs Gehirn, zum Beispiel bei der Alzheimer-Prophylaxe. Dass der Genuss von Äpfeln so heilsam ist, liegt natürlich auch an den Sirtuinaktivatoren. An erster Stelle steht hier Quercetin ▸ siehe Seite 17, eines der Flavonoide, die im Apfel enthalten sind. Quercetin erfüllt als sekundärer Pflanzenstoff viele Aufgaben im Stoffwechsel und beugt allergischen und entzündlichen Prozessen vor.

Geringeres Diabetesrisiko

Eine finnische Studie mit 10 000 Teilnehmern, die regelmäßig Äpfel oder Apfelsaft zu sich genommen haben, zeigt eindeutig: Je mehr Quercetin die Testpersonen zu sich nahmen, desto geringer war die Sterblichkeit

an Herzkrankheiten. Außerdem verringerte das Quercetin das Risiko, an Diabetes Typ 2 sowie an Lungenkrebs zu erkranken. Wissenschaftlich nachgewiesen ist darüber hinaus: Die Gefahr, einen Schlaganfall zu bekommen, verringert sich, sofern die Nahrung reichlich Kaempferol, Hesperetin und Naringenin enthält. Auch diese Pflanzenfarbstoffe sind im Apfel enthalten.

Immer mit Schale essen

Von all den guten Stoffen, die im Apfel stecken, haben Sie jedoch nur etwas, wenn Sie das Obst auch mit Schale essen. Darin befinden sich die meisten Ballaststoffe, Vitamine, Pflanzen- und Mineralstoffe. Nur vom Vitamin C ist mehr im Fruchtfleisch als in der Schale enthalten. Wer Äpfel in anderer Form zu sich nimmt, ob Saft, Smoothie oder Kompott, hat logischerweise vom wertvollen Inhalt weniger. Wer gerne Apfelsaft trinkt, kann dies natürlich trotzdem tun, dann aber sollte dies in Maßen geschehen. Auch auf die Qualität kommt es an.
Ernährungsexperten empfehlen ungefilterten, naturtrüben Apfelsaft sowie Bio-Saft – aber keinen aus Konzentrat. Wer Billig-Säfte aus Konzentrat, Softdrinks mit Zuckerzusatz oder zuckerhaltige Apfelmixgetränke kauft und womöglich gar noch literweise trinkt, schadet seiner Gesundheit. Denn zu viel Zucker ist Gift ▸ siehe Seite 22, und zu viel Fructose, die im Apfel reichlich enthalten ist, kann ebenfalls schädlich sein.

Brokkoli

Wer im Supermarkt nach grünem Gemüse sucht, findet fast immer Brokkoli. Die Vitalbombe, deren Name aus dem Italienischen kommt, wo *broccoli* »Kohlsprossen« bedeutet, ist auf deutschen Esstellern inzwischen längst alltäglich. Das war nicht immer so: Das Gemüse, das ursprünglich vermutlich aus dem östlichen Mittelmeerraum, rund um Anatolien stammt, fand erst im 16. Jahrhundert unter dem Einfluss der Familie der Medici seinen Weg nach Frankreich, bis es sich in Deutschland ausbreitete.

Violette Varianten

Brokkoli gibt es in mehreren Varianten: Man findet auch violette, gelbe und weiße Arten. Am meisten verbreitet ist jedoch die grüne Variante des Kreuzblütlers. Das Gemüse wird hierzulande von Juni bis November angebaut. Außerhalb der Saison wird der Brokkoli vor allem aus Italien und Spanien eingeführt. Die Röschen sollten Sie schnell essen und möglichst nicht länger als zwei Tage im Kühlschrank aufbewahren, damit all die gesunden Inhaltsstoffe noch vorhanden sind. Denn die haben es in sich. Brokkoli ist ein besonders gehaltvolles Gemüse: Es enthält neben Karotin und Magnesium fast doppelt so viel Vitamin C wie Blumenkohl und ist relativ reich an Kalzium. Vor allem aber stecken in dem grünen Gemüse die krebshemmenden Glucosinolate

(Vorläufer der Senföle). Wissenschaftler der Ohio State University fanden heraus, dass diese Sirtuinaktivatoren im Brokkoli die Ausbreitung von Krebszellen stoppen können. Beide Gemüsearten kurbeln den Organismus an, die krebsbekämpfende Substanz Indol-3-Carbinol (I_3C) zu bilden.

Die Forscher konnten nachweisen, dass Indol-3-Carbinol bei Brustkrebspatienten die Vermehrung von Krebszellen hemmt. Auch bei Frauen mit Gebärmutterhalskrebs im Frühstadium ließ sich die positive Wirkung

INFO

DIE KRAFT DER SPROSSEN

Brokkoli enthält Sulforaphan ▸ siehe Seite 17 und 42. Dieser sekundäre Pflanzenstoff gilt als Wirkstoff gegen Krebs. Forscher haben darüber hinaus festgestellt, dass Brokkolisprossen 10- bis 100-mal so viel Sulforaphan enthalten als ausgewachsener Brokkoli. Wer davon profitieren will, sollte sich deshalb im Bioladen oder bei einem Bio-Saatgut-Versender einen ordentlichen Vorrat an Brokkoli-Saatgut besorgen. Daraus werden im Keimglas in wenigen Tagen die wertvollen Sprossen, die Sie in Salate streuen oder in eine Avocado-Kräuter-Creme mischen können.

belegen. Hilfreich im Kampf gegen Krebs ist auch der ebenfalls im Brokkoli enthaltene Wirkstoff Sulforaphan ▶ siehe Seite 17, vor allem bei Krebserkrankungen der Prostata und des Darms. So konnte eine Wissenschaftlerin aus Toronto zeigen, dass Männer, die häufig Brokkoli, Blumenkohl und grünes Blattgemüse aßen, ein deutlich geringeres Risiko hatten, jemals an aggressivem Prostatakrebs zu erkranken.

Manche Forscher gehen sogar so weit, Sulforaphan als mächtigste natürliche Krebswaffe zu bezeichnen, weil es bei dieser Erkrankung selbst im fortgeschrittenen Stadium noch wirken soll. So wurde nachgewiesen, dass der Stoff sowohl bei Leukämie als auch bei Hautkrebs dazu beiträgt, dass sich bösartige Zellen selbst zerstören. Auch bei einem genetisch bedingten Dickdarmkrebsrisiko werden durch Sulforaphan körpereigene Schutzmechanismen aktiviert.

Hilfreich bei Arthritis

Der Sirtuinaktivator Sulforaphan kann aber offenbar nicht nur Krebs vorbeugen und bekämpfen. Er hilft auch bei arthritischen Gelenkproblemen. So haben Frauen, die regelmäßig über einen längeren Zeitraum besonders gerne und daher viel Kohlgemüse essen, ein deutlich geringeres Risiko, an Arthritis zu erkranken als Frauen, die sich aus Brokkoli und Co. nichts machen.

Sulforaphan wird allerdings erst beim Kauen und durch Darmbakterien freigesetzt. Wer langsam isst und ausgiebig kaut, fördert deshalb die positive Wirkung von Brokkoli. Dies gilt erst recht, wenn man Brokkoli mit anderen Gemüsesorten und Gewürzen kombiniert, die viel Myrosinase enthalten. Dieses Enzym hilft dabei, Sulforaphan zu bilden. Die Autoren einer entsprechenden Studie der Universität Illinois empfehlen, Brokkoli mit Sprossen, Senf, Meerrettich oder Wasabi zu würzen, »um die volle krebshemmende Wirkung zu erzielen«. Auch Kohl, Rucola und Brunnenkresse seien hervorragend dafür geeignet.

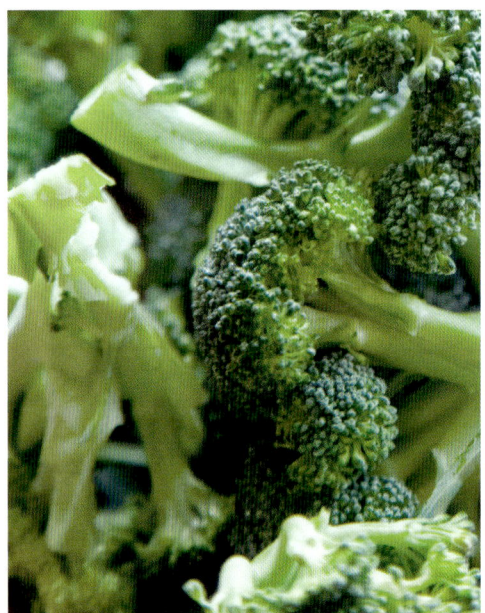

Die Stiele des Brokkoli können, geschält und zerkleinert, mit den Röschen gegart werden.

Buchweizen

Das Pseudogetreide ist wie Amarant und Quinoa vollkommen glutenfrei, ein Power-Nährstoffpaket mit reichlich pflanzlichem Eiweiß und Ballaststoffen und zugleich eine leckere Alternative zu Weizen, Gerste, Roggen und Hafer. Für Glutenempfindliche und Zöliakie-Betroffene ist der Buchweizen ideal. Da er alle acht essenziellen Eiweißbausteine (Aminosäuren) enthält, ist er wichtig für die Zellregeneration und hilft ganz nebenbei mit einer ganzen Reihe von Phytonährstoffen, das Immunsystem zu stärken und Herz und Kreislauf zu schützen.

Pseudogetreide

Der Name führt in die Irre, denn Buchweizen gehört nicht zur Familie des Weizens, geschweige denn zu einer anderen Art von Getreide. Beim Buchweizen handelt es sich um den Fruchtsamen einer mehrjährigen krautigen Pflanze, die eng mit Rhabarber, Sauerampfer und Knöterich verwandt ist. Buchweizenkörner besitzen die gleiche Größe wie Weizenkörner, unterscheiden sich aber von diesen durch ihre sehr spezielle dreieckige Form. Ihre Farbe variiert von bräunlich-rosa bis tiefbraun. Der kornartige Buchweizen wird übrigens erst genießbar, wenn seine schützende Außenhülle mithilfe von speziellen Mahltechniken entfernt wird. Genau wie sein Namensvetter kann er dann zu Mehl vermahlen werden.

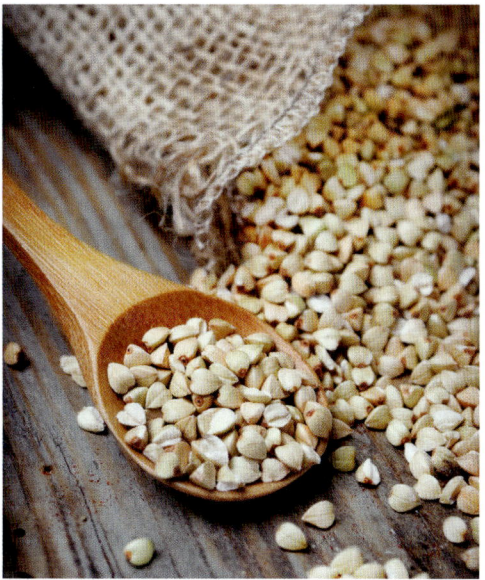

Ob ganz oder ungeröstet, Buchweizen enthält kein Gluten und ist sehr gut bekömmlich.

TIPP

DER VIELSEITIGE

Die Körner des Buchweizens sind perfekt als Reisersatz, Suppeneinlage oder Topping für Salate. Buchweizenflocken schmecken gut im Müsli und geben Frikadellen einen schönen Biss, wenn man sie zum Binden vom Hackfleisch verwendet. Das vielseitige Pseudogetreide eignet sich sogar für Weihnachtsplätzchen und viele andere süße und herzhafte Gerichte.

Im Supermarkt und im Bioladen bekommt man Buchweizen geröstet und ungeröstet, als Grütze, Mehl oder Flocken. Buchweizen hat einen kräftigen und angenehmen, leicht bitteren Geschmack. Man verwendet ihn wie Weizen & Co. zum Beispiel für Klöße, Grütze, Pfannkuchen (»Blini«), Gebäck oder Aufläufe.

Das steckt drin

Buchweizen liefert neben gut verdaulichen, »langsamen« Kohlenhydraten, die den Blutzucker nur langsam ansteigen lassen, Vitamine (vor allem B_2, B_3, B_6 sowie Cholin), Mineralien (Magnesium, Phosphor und Kupfer), lösliche und unlösliche Ballaststoffe, Natrium und Aminosäuren. Letztere helfen beim Abnehmen, indem sie den Cholesterin- und Blutzuckerspiegel flach halten und den Darm schützen. Lezithin im Buchweizen ist wichtig für die Leberzellen und hilft dem Entgiftungsorgan Leber, gesund und leistungsfähig zu bleiben. Darüber hinaus beinhalten die knackigen Samen zwei starke Flavonoide, das Rutin (ein Glycosid des Quercetins) sowie Alpha-Linolensäure.

Für ein starkes Herz

Diese speziellen Verbindungen erhöhen nicht nur die Wirkung des immun- (und haut-)schützenden Vitamins C, sondern wirken im Körper als Antioxidantien und damit zellschützend, antibakteriell, antiviral, entzündungs- und krebshemmend. Allergi-

kern verschafft es durch die Hemmung von Histamin Linderung.

Rutin ist neben Quercetin ▸ siehe Seite 17 das wichtigste Flavonoid in Buchweizen. Dieser sirtuinaktivierende Pflanzenstoff steckt auch in Stiefmütterchen, Acerola und Petersilie. Rutin senkt das LDL-Cholesterin im Blut und schützt vor einer Verklumpung der Blutplättchen, welche zu Arteriosklerose, Herzinfarkt und Schlaganfällen führen kann. Es macht das Blut dünnflüssiger, weshalb es als Extrakt aus Buchweizenblättern oft als Blutdruckmittel eingesetzt wird. Im Körper wirkt es gefäßerweiternd, erhöht den Blutfluss und senkt das Risiko von Herzerkrankungen und Schlaganfällen. Neuere Studien haben gezeigt, dass Rutin auch gegen entzündliche Arthritis helfen kann sowie bei Schilddrüsenproblemen und Gedächtniserkrankungen. Auch bei Schwangerschaftsödemen ist die Wirkung belegt.

Buchweizen gegen Diabetes

Die blutzuckersenkende Wirkung von Buchweizen ergibt sich aus den verdauungsfördernden Ballaststoffen und einer Verbindung namens Chiro-Inositol. Dieser sekundäre Botenstoff ist wichtig für die Insulin-Signalübertragung an die Körperzellen. Dabei ahmt das Chiro-Inositol das Aussehen und die chemische Funktion des Schlüsselhormons Insulin nach und wirkt gegen eine Insulinresistenz, der Vorbote einer Typ-2-Diabetes.

Cashewkerne

Man gibt sie ins Müsli, streut sie über Salate oder in exotische Currygerichte: Die Cashewkerne, die aus Brasilien stammen und von portugiesischen Seefahrern im 16. Jahrhundert nach Mosambik und Indien gebracht wurden, haben sich längst in vielen Küchen durchgesetzt. Kein Wunder, bietet sie doch viele Vorteile: Cashews enthalten 20 Prozent Eiweiß und der Fettgehalt ist mit etwa 42 Prozent eher niedrig, verglichen mit anderen Nüssen. Der Cashewkern enthält außerdem Vitamine der B-Gruppe sowie Mineralien wie Magnesium, Kalium oder Phosphor, das Spurenelement Eisen – und den Sirtuinaktivator Anacardsäure.

Verborgene Schätze

Der immergrüne Cashewbaum wird bis zu zwölf Meter hoch. Die Frucht des Baums, die wir so schätzen, ist allerdings auf den ersten Blick gar nicht leicht zu erkennen. Sie verbirgt sich nämlich beim gelb bis rot gefärbten Cashewapfel. Der Cashewkern, eine zwei bis dreieinhalb Zentimeter lange, nierenförmig gekrümmte Steinfrucht, befindet sich am Ende des Fruchtstiels. Im Inneren der harten Schale steckt der essbare Samen. Das wertvolle Cashewschalenöl besteht zu 90 Prozent aus Anacardsäure. Diese wirkt antibakteriell und antibiotisch gegen grampositive Bakterien. Das sind Bakterien, die resistent gegen Penizillin wurden, sie lassen sich durch Schalenextrakte wieder empfindlich machen.

Glück im Kern

In Cashewkernen steckt das Glückshormon Serotonin! Es wirkt entspannend, antidepressiv, schlaffördernd und hellt die Stimmung auf. Es hilft, gelassen zu werden und sogar, das Hungergefühl zu verlieren. Aufgebaut wird es vor allem durch Tryptophan, eine essenzielle Aminosäure. Um Serotonin zu bilden, sind wir deshalb darauf angewiesen, Tryptophan durch die Nahrung aufzunehmen. Cashews gehören zu den tryptophanreichsten Lebensmitteln überhaupt.

TIPP

IN KLEINEN MENGEN GENIESSEN

Cashews sind teuer, weil es relativ aufwendig ist, sie zu verarbeiten. Dafür gibt es die geschälten und gerösteten Nüsse das ganze Jahr über. Sie können die Cashews pikant, salzig oder auch karamellisiert genießen, sollten dies wegen des relativ hohen Kaloriengehalts jedoch in Maßen tun. Dabei unbedingt auf Schimmelpilzbefall achten und bedenken, dass die Nüsse schnell ranzig werden. Deshalb kühl, luftig und trocken lagern und nicht zu lange liegen lassen!

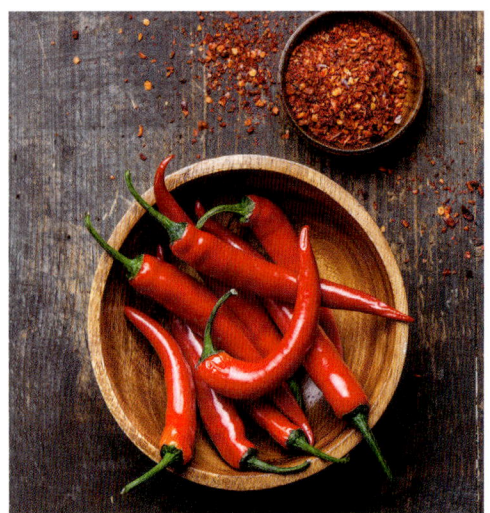
Chilis können ganz unterschiedlich scharf sein. Auch innerhalb einer Sorte variiert die Schärfe.

Chilischoten

Mögen Sie es gerne scharf? Wer beim Essen eine scharfe Note schätzt, kennt die Chilischote. Schon eine Prise des Pfeffers der Schote, bekannt als Cayennepfeffer, verleiht jedem Gericht eine feurige Wirkung – und das schon sehr lange.

In Mittel- und Südamerika baut man das Nachtschattengewächs, das 20 bis 100 Zentimeter hoch wird, schon viele Jahrtausende lang an. Der Entdeckungsreisende Christoph Kolumbus soll die roten, gelben oder grünen, bis zu fünf Zentimeter langen Früchte Ende des 15. Jahrhunderts mit nach Spanien gebracht haben.

Heute sind Chilis, die weltweit in Gebieten mit tropischem bis subtropischem Klima angebaut werden, überall beliebt, nicht nur als Gewürz, sondern auch in der Volksheilkunde und als Arzneimittel. Die feurigen Schoten peppen nicht nur unser Essen auf, sie helfen auch, Kilos schmelzen zu lassen und vor Krankheiten zu schützen.

Sogar in Socken

Cayennepfeffer, die getrockneten und gemahlenen Früchte der Chilisorte Cayenne, ist vielseitig verwendbar: Es soll Menschen geben, die ihn in ihre Socken streuen, als Mittel gegen kalte Füße. Er hilft bei rheumatischen Beschwerden, Muskelverspannungen und Hexenschuss. Verwendet wird er auch für Gurgellösungen bei Halsentzündungen, bei Magen-Darm-Beschwerden (Chilis regen die Ausschüttung von Magensäure und so die Verdauung an), bei Seekrankheit und sogar zur Potenzsteigerung. Die entscheidende Rolle spielen dabei die Scharfstoffe in den Früchten, die Capsaicinoide, zu denen Capsaicin gehört. Capsaicin auf der Haut reizt dort kurzfristig Schmerz- und Wärmerezeptoren, wodurch in der Folge das Schmerzempfinden abnimmt. Außerdem wird dann die Haut stärker durchblutet. Es führt deshalb fast immer dazu, dass die Haut brennt, sich rötet oder juckt. Das trägt aber dazu bei, dass sich verspannte Muskeln lockern und Verspannungen in Schultern und Nacken lindern lassen, egal ob Sie nun auf Cayennepfeffer in Salben oder im Wärmepflaster setzen. Der superscharfe Pfeffer kann aber noch viel mehr: Das Capsaicin, der aktive Wirkstoff der Chilischote, gilt mittlerweile auch als antioxidative Waffe gegen Krebs. Forscher der britischen Nottingham University fanden jedenfalls heraus, dass das Sirtuin die Energiewerke von im Labor gezüchteten Krebszellen in der Lunge und in der Bauchspeicheldrüse angreift, die als besonders aggressiv gelten. Das könnte eine Erklärung dafür sein, warum Menschen in Ländern wie Mexiko und Indien, die traditionell viel Chili essen, seltener an Krebs erkranken.

Gut fürs Herz

Chili scheint außerdem die Herzgesundheit zu fördern, sogar auf doppelte Weise. Dies legt zumindest ein Versuch mit Hamstern nahe. Darin konnten Wissenschaftler der chinesischen Universität von Hongkong nachweisen, dass Chilis die Cholesterinwerte verringern, weil das in ihnen enthaltene Capsaicin ihre Aufspaltung im Darm und ihre Ausscheidung ankurbelt. Capsaicin reduziert auch das schädliche Cholesterin (LDL), das sich in den Blutgefäßen ablagert, die Arterien verstopft und zu Herzinfarkt oder Schlaganfall führen kann. Chilischoten gehören deshalb auf jeden Fall zu einer gesunden Ernährung, um Zivilisationskrankheiten vorzubeugen. Klar ist aber auch: Wer ernsthaft am Herzen erkrankt ist, braucht

Medikamente und einen Arzt, die scharfen Schoten können nur ein Begleiter sein. Hinzu kommt ein schöner Nebeneffekt: Die feurige Schote fördert das Abnehmen, denn Scharfes – das wussten arme Leute schon immer – hilft, den Hunger zu unterdrücken. Gleichzeitig wird der Energieverbrauch angekurbelt, und das verbrennt Kalorien. Dies konnten amerikanische Wissenschaftler in einem Experiment nachweisen. Ihre Erkenntnis: Erhöhter Chiligenuss trägt dazu bei, dass die Lust auf salzige und auch auf süße Nahrungsmitteln abnimmt.

TIPP

FEUERLÖSCHER

Vorsicht! Manche Menschen mit sehr empfindlicher Haut vertragen keinen Cayennepfeffer. Ihre Haut reagiert mit allergischen Reaktionen. Auch Nase und Augen sollten damit nicht in Berührung kommen. Daher immer auch dran denken: Waschen Sie Ihre Hände gründlich, nachdem Sie die Schoten verarbeitet haben. Und wer zu viel gewürzt hat und nach dem ersten Bissen das Gefühl hat, ganz viel trinken zu müssen, sollte am besten ein paar Schlucke Milch trinken oder ein wenig Joghurt löffeln. Das wirkt wie ein Feuerlöscher im Gaumen.

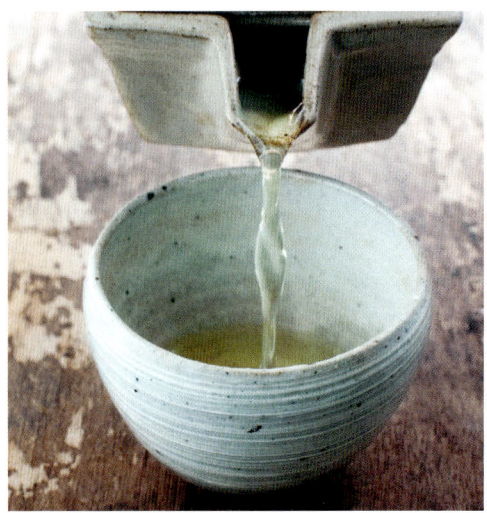

Bei grünem Tee immer auf Bio-Qualität achten. Der zweite Aufguss schmeckt übrigens milder.

Grüner Tee

Die einen lieben ihn, für die anderen kommt er allenfalls infrage, wenn sie krank sind: Tee. Etwa 27,5 Liter Tee trank jeder Bundesbürger nach Angaben des deutschen Teeverbandes im Jahr 2013, ohne Kräuter- und Früchtetees gerechnet, die streng genommen nicht als Tee gelten. Viele Teetrinker schwören dabei auf grünen Tee – aus guten Gründen. Wissenschaftliche Studien legen den Schluss nahe, dass der regelmäßige Konsum von grünem Tee das Risiko für Krebs, Demenz oder Herz-Kreislauf-Erkrankungen verringert. Forscher vermuten, dass dies an den mehr als 200 sekundären Pflanzenstoffen liegt, die im grünen Tee enthalten sind. Dazu zählen auch die sirtuinaktivierende Substanz Catechin.

Heilmittel mit langer Tradition

In China, dem Mutterland der Teepflanze, ist der Grüntee bereits seit etwa 5000 Jahren als Heilmittel bekannt. Auch in Europa, wohin der Tee erst Anfang des 17. Jahrhunderts gelangte, wird das Getränk nicht nur wegen seiner anregenden Wirkung, sondern auch wegen seines medizinischen Nutzens zunehmend geschätzt. Nicht nur deshalb, weil der grüne Tee genauso wie Kaffee Koffein enthält, aber besser verträglich ist. Grüner Tee trägt ebenfalls dazu bei, Migräne und Ermüdungserscheinungen zu lindern. Auch bei Durchfall ist er wirksam.

Grüntee hilft darüber hinaus beim Abnehmen. Zahlreiche Studien belegen, dass die im Tee enthaltenen Polyphenole und die Kombination von Koffein und Catechinen die Aktivität des Enzyms Alpha-Amylase hemmt, das eine Schlüsselrolle bei der Verwandlung von Stärke in Zucker einnimmt. Das könnte ein möglicher Angriffspunkt zur Behandlung von Fettsucht sein. Außerdem kurbelt grüner Tee den Stoffwechsel an und erhöht den Energieumsatz.

Der grüne Tee kann aber noch weitaus mehr: Die Catechine in dem Getränk setzen das Risiko von Herz-Kreislauf-Erkrankungen deutlich herab – das belegen zahlreiche Untersuchungen – und sind nebenbei ein biologischer Zahnschutz ▸ siehe Tipp Seite 49. Eine der bekanntesten Studien ist die japanische »Ohsaki-Studie« mit mehr als 40 000 Probanden, die pro Tag mindestens fünf Tassen Grüntee tranken. Bei den männlichen Teilnehmern verringerte sich dadurch die Sterberate um zwölf Prozent, bei den weiblichen sogar um 23 Prozent. Wer von diesem Effekt profitieren und seine Fettverbrennung steigern will, sollte also täglich mehrere Tassen Grüntee trinken. Menschen, die abnehmen wollen, seien von den etwa 1500 Grünteesorten die Sorten Sencha, Gyokuro und Bancha besonders empfohlen. Nicht vergessen sollte man auch andere positive Effekte des Getränks aus China: Das Antioxidans Epigallocatechingallat (EGCG) wirkt auch bei Arthritis positiv. Bei Zellen, die mit Grüntee behandelt wurden, war die entsprechende Entzündung weniger stark. Eine andere Untersuchung der State University in Washington besagt, dass bei Testpatienten mit rheumatoider Arthritis die Zugabe von EGCG zu einem Rückgang der Gelenkschwellungen führte. Da die EGCG-Menge, die sich im Aufguss des Tees befindet, jedoch nicht so hoch ist, empfiehlt das Zentrum für Gesundheit solchen Patienten, auf Grünteeextrakt in Kapseln zurückzugreifen, die höhere EGCG-Werte enthalten. Sabine Ellinger, Professorin für Ernährungswissenschaften an der Hochschule Niederrhein, hat vor ein paar Jahren mehr als 30 Studien zum Einfluss von Grünteekonsum auf antioxidative Wirkungen analysiert. Das Ergebnis: Wer täglich 0,6 bis 1,5 Liter grünen Tee trinkt, kann möglicherweise seinen antioxidativen Schutz verbessern. Dies könnte wiederum dazu beitragen, das Risiko für Herz-Kreislauf-Erkrankungen und bestimmte Krebserkrankungen zu reduzieren. Bei all diesen Untersuchungen muss man sich allerdings über eines im Klaren sein: Wer grünen Tee trinkt, hat meist auch einen sehr gesunden Lebensstil – und auch deshalb bessere Chancen, länger zu leben.

TIPP

GUT FÜR DIE ZÄHNE

Anders als bei Rotwein und Kaffee kann der regelmäßige Genuss von grünem Tee die Zähne kaum verfärben. Die Catechine, besonders das Epigallocatechingallat (EGCG), tragen jedoch dazu bei, Karies vorzubeugen, weil sie bestimmte Enzyme der kariesauslösenden Bakterien hemmen. Außerdem sind in den Teeblättern natürliche Fluoridverbindungen enthalten, also das, was in der Zahnpasta steckt, um die Zähne zu schützen. Doch Vorsicht: In billigen Grüntees ist der Fluoridgehalt oft zu hoch, weil die Hersteller dafür ältere Teeblätter verwenden, in denen mehr Fluorid steckt.

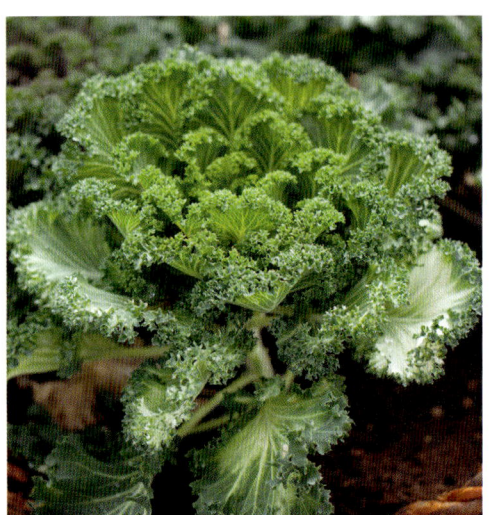

Neben dem grünen Kohl gibt es auch Sorten mit silbrig blauen und violetten Blättern.

Grünkohl

Der Grünkohl hat eine erstaunliche Karriere gemacht. Lange war das klassische Wintergemüse fast ausschließlich in Norddeutschland beliebt, als Beilage zu deftigen Fleischgerichten wie Kassler oder Schweinebacke. Seit man in den USA die Nährstoffbombe Grünkohl neu entdeckt hat, wird das Gemüse zum allgemeinen Trend. Erst brachten US-amerikanische Szenelokale Grünkohl-Gerichte auf ihre Speisekarten, dann tauchte das Gemüse in so mancher »Hollywood-Diät« auf. Inzwischen ist der krause, grüne Kohl aber längst auch in Europa hip, und das nicht nur, weil er so gut schmeckt.

Ein Vitamin-C-Wunder

Das Wintergemüse, das vor allem in Nordwesteuropa, Skandinavien und im Baltikum angebaut wird, ist eine Vitamin-C-Bombe. Ganze 105 Milligramm Vitamin C stecken in 100 Gramm Grünkohl. Eine Zitrone enthält gerade mal 50 Milligramm Vitamin C. Eine Portion Grünkohl reicht demnach bereits aus, um den durchschnittlichen Tagesbedarf an Vitamin C zu decken. In dem Gemüse sind neben anderen Vitaminen vom Typ A, B und K ebenfalls reichlich Mineralstoffe wie Kalium, Kalzium und vor allem Eisen zu finden. Und natürlich enthält Grünkohl auch Sirtuinaktivatoren wie Quercetin ▸ **siehe Seite 17** und Senfölglycoside ▸ **siehe Seite 51**. Zu Recht gilt Grünkohl deshalb als Superfood unter den Kohlsorten und das nicht nur wegen seines hohen Anteils an Ballaststoffen, und des hohen Chlorophyllgehalts, sondern auch wegen einer Vielzahl von sekundären Pflanzenstoffen. Grünkohl, der erst ab Ende Oktober geerntet wird, ist ein wahrer Alleskönner: Ihm werden entzündungshemmende Eigenschaften zugeschrieben, denn er enthält vergleichsweise viele Omega-3-Fettsäuren. Sie beugen zusammen mit Vitamin K Entzündungen vor, die chronische Krankheiten wie die rheumatische Arthritis auslösen können. Das Wintergemüse ist gleichzeitig eine gute Pflanzenmedizin gegen Osteoporose, schließlich ist Vitamin K auch für harte Knochen wichtig. Zu dem Ruf, eine Anti-

Aging-Wunderwaffe zu sein, hat außerdem der sekundäre Pflanzenstoff Quercetin beigetragen, dessen Konzentration im Grünkohl überdurchschnittlich hoch ist.

Das grüne Gemüse, dessen rohe Blätter sich auch hervorragend für die Zubereitung von Smoothies eignen, gilt sogar als wirksame Krebsvorsorge. Schließlich sind in dem Kohl Antioxidantien wie Lutein und Betacarotin hochkonzentriert. Bei regelmäßigem Verzehr sollen diese beiden Antioxidantien klinischen Untersuchungen zufolge »besonders effektiv gegen Brust-, Darm-, Blasen-, Prostata- und Eierstockkrebs sein«, heißt es beim Zentrum für Gesundheit.

Senföle gegen Krebs

Grünkohl, der sich auch fein geschnitten mit einem Dressing aus Olivenöl, Zitrone und Kräutern als Salat zubereiten lässt, enthält darüber hinaus mindestens fünf Senfölglykoside. Diese Sirtuinaktivatoren, die aus Aminosäuren gebildet und im Verdauungsprozess zu antikarzinogenen Isothiocyanaten umgewandelt werden, haben entgiftende Eigenschaften. Der Verzehr dieser Kreuzblütler soll dem Körper helfen, sich vor einer Krebserkrankung zu schützen. Die Senföle tragen dazu bei, Zellveränderungen zu vermeiden, die Krebs begünstigen können, und animieren Krebszellen dazu, eine Art »Selbstmord« zu begehen. Nicht zu vernachlässigen sind auch die Ballaststoffe im Grünkohl. Sie treiben die Verdauung an und

helfen, die Blutfettwerte zu senken und so das Herz-Kreislauf System zu stabilisieren. Wer auf Milch und Milchprodukte bewusst verzichtet oder diese wegen einer Lactose-Intoleranz nicht verträgt, sollte aufpassen, keinen Kalziummangel zu bekommen. Die Knochen brauchen den Kraftstoff, um ausreichend versorgt zu sein. Deshalb müssen solche Menschen bei der Auswahl ihrer Mahlzeiten auf gute Kalziumlieferanten achten. Und dazu gehört neben Brokkoli und Spinat der Grünkohl. Sie sollten es dabei aber nicht übertreiben: Auch der grüne Kohl kann blähend wirken!

TIPP

UNBEDINGT BLANCHIEREN

Wer Grünkohl zubereitet, sollte dessen wertvolle Inhaltsstoffe nicht durch langes Kochen vernichten. Die vielen Vitalstoffe bleiben am besten erhalten, wenn das Gemüse schonend gegart wird. Der Koch der deutschen Nationalmannschaft, Holger Stromberg, rät daher, das Gemüse nur kurz zu blanchieren, dann zu hacken und zu dünsten. Kenner sind davon überzeugt, dass der eher herbe Kohl nicht vor dem ersten Frost geerntet werden sollte, damit er eine angenehme Süße bekommt.

Heidelbeeren

Was wäre ein Sommer ohne Heidelbeeren? Die Beeren, deren tiefblaue Farbstoffe Zunge und Zähne nach dem Genuss dunkel färben, gehören einfach zur warmen Jahreszeit dazu. Seit jeher sind sie beliebt, ob als Zutat in Gebäck, Pfannkuchen oder in Waldfrüchte-Marmelade. Die Heidelbeeren, die auch als Blaubeeren bekannt sind, gelten schon seit Jahrhunderten als Heilpflanze. So empfahl die Benediktinerin und Heilkundlerin Hildegard von Bingen (1098–1179) Heidelbeeren bereits im zwölften Jahrhundert als Mittel gegen Durchfall.

Helleres Fruchtfleisch

Die Heidelbeere, ein kahler, verzweigter Strauch, der bis zu 50 Zentimeter hoch wächst, blüht allgemein zwischen April und August. In Mitteleuropa läuft die Saison von Juli bis September. Die echte Heidelbeere stammt aus der Familie der Heidekrautgewächse, sie gedeiht auf Heiden, in Mooren und in schattigen Wäldern, im Norden Europas genauso wie in Asien und in Amerika, wo die kalorienarmen und köstlichen Früchte besonders geschätzt werden. Im Garten findet sich zumeist die Kulturheidelbeere, deren Früchte ebenfalls die charakteristische blaue Schale, aber ein helleres Fruchtfleisch besitzen. Die kultivierten Sträucher können bis zu zwei Meter hoch und die Früchte kirschgroß werden, also größer als die Früchte der echten Heidelbeere. Ihr Aroma ist allerdings weniger intensiv. In der Pflanzenheilkunde gelten Heidelbeeren als Alleskönner: Sie enthalten Vitamine wie das Provitamin A, Vitamin E und C. Die blaue Farbe der Früchte geht auf die enthaltenen Anthocyane ▸ siehe Seite 12 und 55 zurück. Diese bioaktiven Pflanzenstoffe sollen zum Zellschutz beitragen, die darin enthaltenen Gerbsäuren helfen, die Verdauung zu regulieren. So wirken frische Beeren leicht abführend, getrocknete Beeren dagegen helfen bei leichtem Durchfall.

▸ siehe Seite 12 und 55

TIPP

LECKERE ZUGABE

Heidelbeeren gibt es im Sommer in gut sortierten Supermärkten und auf Wochenmärkten. Beeren, die schon im April erhältlich sind, stammen meist aus Südeuropa, die Importe im Winter aus Südamerika. Frische Früchte sollten Sie am besten gleich verbrauchen, vorher jedoch stets gründlich waschen. Heidelbeeren eignen sich auch hervorragend zum Einkochen, für Obstkuchen und Pfannkuchen, für Obstsalate oder Muffins, süße Saucen, als Konfitüre, oder um Joghurt oder Quarkspeisen durch Farbe und Geschmack aufzupeppen.

Gut für Geist und Körper

Die Heidelbeere gilt schon lange als Super-frucht, die dazu beiträgt, hohe Cholesterin-spiegel zu senken und vorbeugend gegen Krebs und Herzerkrankungen zu wirken. Nun gibt es auch erste Hinweise, dass die Heidelbeere hilft, die zerstörerischen Folgen der Alzheimerkrankheit abzuwehren sowie das Erinnerungsvermögen und die kogniti-ven Funktionen bei älteren Menschen zu verbessern. In Tierversuchen hat sich eben-falls gezeigt, dass die blauen Beeren, da sie besonders reich an Antioxidantien sind, die Gehirnleistung verbessern können. Diese positive Wirkung wird vor allem den soge-nannten Anthocyanen, den blauen Farbstof-fen, zugeschrieben, die in den Beerenfrüch-ten reichlich enthalten sind.

Gegen Fettzellneubildung

In den Beeren steckt aber auch ein Sirtuin-aktivator, der nach Meinung von US-Wis-senschaftlern beim Abnehmen hilft: Picea-tannol. Dieser Stoff, der auch im Rotwein enthalten ist, hindert sogenannte unreife Fettzellen daran zu Wachsen. Diese Fett-zell-Vorläufer benötigen etwa zehn Tage oder mehr, um zu reifen und Fett zu spei-chern. Das Piceatannol trägt dazu bei, die Bildung von Fettzellen zu verzögern oder sogar zu blockieren. Dabei besetzt der Stoff die Insulinrezeptoren der unreifen Fettzellen und hindert sie so daran, zu reifen und sich zu teilen. Piceatannol ist dem Resveratrol

ähnlich, das ebenfalls im Rotwein steckt und das Krebsrisiko oder die Gefahr von Herz-krankheiten verringert. Deshalb sind die blauen Heidelbeeren eine alkoholfreie Alter-native zum Rotwein ▶ siehe Seite 65–66. Der regelmäßige Verzehr von Heidelbeeren ist jedoch nicht für jedermann geeignet. Da die Früchte möglicherweise den Blutzucker senken können, sollten Diabetiker erst mit ihrem Arzt reden, bevor sie Blaubeeren in Form eines Arzneimittels einnehmen. Auch für Menschen mit einem empfindlichen Ma-gen könnten die Gerbstoffe in den Beeren unangenehme Folgen haben.

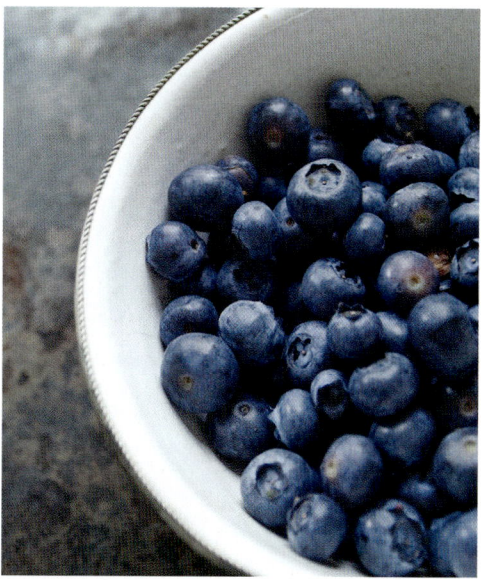

Die Heidelbeere ist ein heimisches Superfood, dessen Wirkung schon lange bekannt ist.

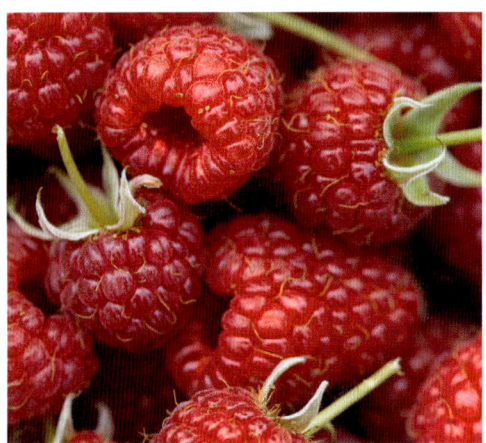

Die aromatischen Himbeeren eignen sich hervorragend für Süßspeisen und Desserts.

Himbeeren

Krebszellen mögen keine Himbeeren heißt der Bestseller von Richard Béliveau und Denis Gingras. Das Buch, das allen Kindern gewidmet ist, die an Krebs leiden, setzt sich intensiv mit Nahrungsmitteln und ihren therapeutischen Eigenschaften auseinander. Die Himbeeren sind untern den Nutrizeutika offenbar so potent, dass sie es sogar auf den Titel geschafft haben. Vielleicht liegt es aber auch daran, dass Himbeeren bei Kindern wie bei Erwachsenen zu den beliebtesten Obstsorten gehören.

Das liegt an ihren erlesenen Aromen, denn an und für sich haben Himbeeren keinen nennenswerten Nährwert. Neben ihrem feinen Geschmack punkten die Sommerfrüchte mit einer Reihe von phytochemischen Eigenschaften, allen voran ihrer krebshemmenden Wirkung. Ursprünglich stammt der Himbeerstrauch wohl aus Ostasien. Die köstliche Frucht fand sogar Eingang in die griechische Mythologie und verdankt einer Geschichte ihre wissenschaftliche Bezeichnung *Rubus idaeus* – Dornstrauch der Ida. Hier ließ sich kein geringerer als Gottvater Zeus als Baby von seiner Amme, der Nymphe Ida, ausschließlich mit Himbeeren beruhigen. Sobald er eine der köstlichen Beeren im Mund hatte, war Schluss mit seinen Wutausbrüchen und der kleine Zeus verhielt sich lammfromm. So gelang es der Amme, Zeus vor seinem mordlustigen Vater Kronos zu verstecken.

Krebshemmer Ellagsäure

Dass die Himbeere Leben retten kann, ist ein schönes Märchen. Tatsächlich spielt sie aber als Heilmittel in der traditionellen Medizin zahlreicher Kulturen (als Gegengift bei den Russen oder als Anti-Aging-Nahrung in der Traditionellen Chinesischen Medizin) schon lange eine gewichtige Rolle.

Wie auch die Erdbeere enthält die Himbeere große Mengen des krebshemmenden Inhaltsstoffs Ellagsäure. Dieses Polyphenol ist auch in manchen Nüssen wie Hasel- oder Pekannüssen enthalten. 90 Prozent davon befindet sich in den Körnern. Bei den Erdbeeren hingegen ist die Ellagsäure zu 95 Prozent im Fruchtfleisch enthalten, weshalb es wahrscheinlich ist, dass die aus Erdbeeren stammenden Wirkstoffe leichter aufgenommen werden können. Wissenschaftlich gesichert ist, dass Erdbeer- wie Himbeerextrakte das Wachstum von Tumorzellen stören können. Béliveau und Gingras entdeckten, dass das Molekül extrem hemmend auf zwei Proteine wirkt (VEGF und PDGF), die für die Entwicklung der Gefäßversorgung von Tumoren entscheidend sind. Außerdem verhindert die Ellagsäure die Aktivierung krebserregender Substanzen. Dadurch können diese nicht mehr mit der DNS im Zellkern reagieren, um eine Mutation in Gang zu setzen.

Schutzstoff Anthocyane

Diese Untergruppe der Polyphenole ist der natürliche Sonnenschutz von Pflanzen. Sie hat besonders stark schützende Eigenschaften und kann zellschädigende freie Radikale beseitigen. Anthocyane können nun nicht nur jene entzündlichen Prozesse mildern, in deren Verlauf Onkogene, also Gene, die die Reproduktion von Krebszellen veranlassen, gebildet werden, sondern gleichzeitig den natürlichen Zelltod (Apoptose von Krebszellen) aktivieren. Die häufigste Form ist das Anthocyan namens Cyanidin-3-Glucosid (C_3G). Studien an Menschen und Tieren haben ergeben, dass Cyanidin-3-Glucosid einen direkten Einfluss auf die Genexpression hat. Das bedeutet, dass es jene Gene aktiviert, die dem Körper mehr Schutz bieten,

und gleichzeitig solche Gene blockiert, die Zellschäden anrichten können. Außerdem kann das Anthocyan Cyanidin-3-Glucosid offenbar die Schwere einer Krebserkrankung abmildern.

TIPP

NOCH MEHR ANTHOCYANE!

Dekorieren Sie Ihre Mahlzeiten mit essbaren anthocyanreichen Blüten wie zum Beispiel Stiefmütterchen-, Hornveilchen-, Malven-, Schnittlauch-, Kapuzinerkresse- oder auch Storchschnabelblüten.

Machen Sie sich jeden Tag einen gesunden Shake aus Mandelmilch mit Beeren, die reich an Anthocyanen sind, wie zum Beispiel Heidelbeeren, Himbeeren, Brombeeren, Aroniabeeren, Goji-Beeren oder Açaí-Beeren. Spitzenreiter in Sachen Anthocyan ist die Açaí-Beere. Kaum eine andere Frucht enthält auch nur annähernd so viel von diesem Polyphenol, das für fast alle Farben – Rot, Rosa, Lila, Orange und Blau – in Obst, Gemüse und Blumen zuständig ist. Sie liefert bis zu 30-mal mehr Anthocyane als etwa blaue Trauben. In Pulverform kommt die Beere in Smoothies, Shakes und Getränken zum Einsatz.

Kaffee

Einen Morgen ohne Kaffee können sich viele Menschen nicht vorstellen. Sie brauchen einfach ein, zwei Tassen, um in den Tag zu finden. Die schwarze Brühe ist neben Bier eines der Lieblingsgetränke der Deutschen. In der Bundesrepublik wurden im Jahr 2014 im Durchschnitt 162 Liter Kaffee pro Person getrunken – das entspricht etwa 1000 Kaffeetassen, davon ausgehend, dass eine Tasse 150 Milliliter Flüssigkeit fasst. Aber ist Kaffee überhaupt gesund? Raubt er einem nicht den Schlaf? Und lässt er das Herz nicht unnötig pochen? Gemach, gemach: Es gilt längst als überholt, dass notorische Kaffeetrinker früher sterben, es sei denn, sie pflegen einen ungesunden Lebensstil – und rauchen, wie viele Kaffeetrinker.

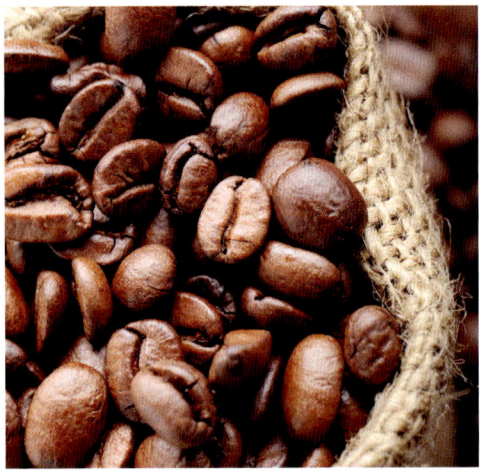

Lange galt Kaffeegenuss als ungesund. Zum Glück weiß man es heute besser.

Muntermacher Koffein

Sicher ist: Kaffee macht wach. Das liegt am Koffein, dessen anregende Wirkung meist nach 15 bis 30 Minuten zu spüren ist. Allerdings ist der Koffeingehalt je nach Sorte, Zubereitung und Röstverfahren unterschiedlich. Kaffee kurbelt darüber hinaus die Herztätigkeit an, er erweitert die Bronchien leicht, stärkt die Konzentration, und trägt auch dazu bei, dass wir uns »öfter mal die Nase pudern gehen müssen«, weil der Harndrang zunimmt, was aber wohl auch am Wasser in dem Getränk liegt. Problematisch wird das aber erst, wenn wir es mit dem Wachmacher übertreiben und die Tassen quasi literweise herunterkippen.

Die europäische Lebensmittelbehörde EFSA rät Erwachsenen, nicht mehr als zwei Tassen Filterkaffee zum Frühstück beziehungsweise vier über den Tag verteilt zu trinken. Das entspricht zirka 200 Milligramm Koffein auf einmal und maximal 400 Milligramm pro Tag. Kaffee ist aber nicht nur ein Muntermacher, er hat noch viele andere positive Eigenschaften. Das Genussmittel ist vor allem eine Aromabombe. In der gerösteten Bohne stecken mehr als 800 Aromastoffe. Die Kaffeesäure, ein Sirtuinaktivator, enthält mehrere Antioxidantien wie Resveratrol ▶ siehe Seite 16, die die Zellen schützen und das Immunsystem stimulieren.

Kaffee gilt mittlerweile als eine der wichtigsten Quellen für die Zufuhr von Antioxidantien, auch deshalb, weil viele Menschen leider zu wenig Gemüse, Früchte, Salate oder Nüsse essen. Und denen werden ja eine Menge positive Wirkungen zugeschrieben. So soll Kaffee das Risiko von Herz-Kreislauf-Erkrankungen, Depressionen, Schlaganfälle und Alzheimer verringern. Auch das Risiko, Asthma, Krebserkrankungen an der Leber, am Darm, an den Nieren und der Prostata zu bekommen, wird demnach gesenkt. Gesichert sind solche Erkenntnisse jedoch noch nicht, da sich die Untersuchungen zum Teil widersprechen und viel davon abhängt, was für ein Leben die Testteilnehmer sonst führen.

Bio-Kaffee ist fair

Wer Milch und Zucker in den Kaffee rührt, läuft allerdings Gefahr, die positiven Wirkungen dieses wertvollen Getränks zu reduzieren. Milch macht manche Antioxidantien im Kaffee unbrauchbar. Außerdem sollten Sie bedenken, welchen Kaffee Sie kaufen. Im konventionellen Anbau werden hochgiftige Chemikalien eingesetzt, die nicht nur für die Ökosystem bei den Produzenten schädlich sind. Wer fair gehandelten Bio-Kaffee kauft, hilft auch, die Plantagenarbeiter vor den Giften zu schützen, und trägt dazu bei, dass sie von ihrer Arbeit besser leben können. Es lohnt sich deshalb pro Packung ein bis zwei Euro mehr auszugeben.

Kaffee reduziert außerdem das Risiko, an Diabetes Typ 2 zu erkranken, vermutlich, weil bestimmte Inhaltsstoffe in dem Getränk den Blutzuckerspiegel günstig beeinflussen. Auch bei leichten oder mittelschweren Kopfschmerzen kann eine Tasse des braunen Genussmittels nachweislich helfen, die Spannungen abzubauen. Das liegt am Koffein, das im Gehirn für eine bessere Durchblutung sorgt. Bei manchen Menschen kurbelt Kaffee auch die Darmaktivität an. Andere vertragen das Getränk schlecht, weil die enthaltenen Bitterstoffe die Magenschleimhaut auch stark reizen können.

INFO

KAFFEE UND BLUTHOCHDRUCK

Viele Menschen mit zu hohem Blutdruck fragen sich: Soll ich von Kaffee lieber die Finger lassen? Schließlich treibt das Koffein ja den Druck in den Gefäßen in die Höhe. Ganz so schlimm ist der Effekt aber nicht. Nach Angaben der Deutschen Herzstiftung erhöht sich der Blutdruck für maximal 30 Minuten um zirka 10–20 mm/Quecksilbersäule. Wird regelmäßig Kaffee getrunken, fällt das Plus sogar noch schwächer aus. Ärzte raten jedoch, sich bei sehr hohen Blutdruckwerten zurückzuhalten.

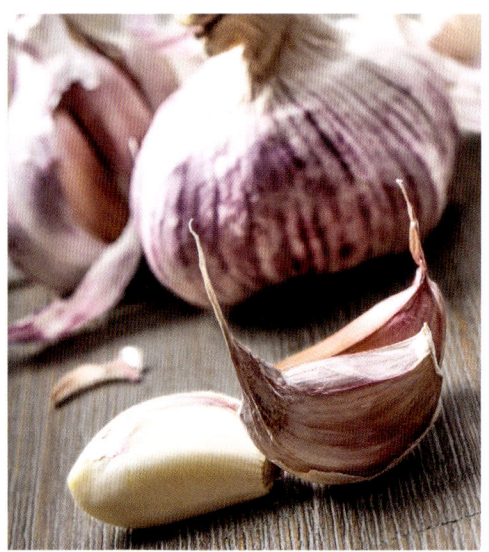
Den Profis abgeschaut: Knoblauchzehen unter einer breiten Messerklinge zerdrücken.

Knoblauch

Es gibt wohl nur wenige Pflanzen, die schon so lange als Heilmittel gelten: In Ägypten bekamen die Arbeiter, die die Pyramiden errichteten, Knoblauch, um bei Kräften zu bleiben. In China war die Zwiebelknolle schon 2000 vor Christus bekannt. Römische Soldaten verwendeten Knoblauch auf langen Märschen als Mittel gegen Fußpilz. Im Mittelalter wurde Knoblauch sogar gegen die Pest eingesetzt, später gegen Skorbut und Rheuma. Glaubt man der mittelalterlichen Klosterheilkunde, soll der Genuss des Zwiebelgewächses sogar die Liebeslust anfachen.

Sicher ist: Knoblauch, der über den Vorderen Orient nach Europa gelangte, vertreibt zwar keine Vampire, ist aber sehr gesund. Das liegt an den wertvollen Inhaltsstoffen. Entscheidend sind dabei das Alliin und dessen Abbauprodukte, die beim Zerkleinern der Zehen entstehen, wie der Sirtuinaktivator Allicin. Der verursacht nicht nur den schwefeligen Knoblauchgeruch. Allicin soll auch den Blutdruck und den Cholesterinspiegel senken, Arterienverkalkung vorbeugen und entzündungshemmend wirken.

Gut für die Darmflora

Zweifelsfrei nachgewiesen ist, dass Allicin und seine Abbaustoffe schädliche Bakterien, Viren, Larven und Pilze (Schimmel) bekämpfen können, ohne die nützlichen Darmbakterien anzugreifen. Knoblauch wird daher auch als natürliches Antibiotikum bezeichnet, das anders als herkömmliche Antibiotika den Erhalt der Darmflora fördert. Die Knolle wurde deshalb schon früher bei Blähungen oder krampfartigen Schmerzzuständen sowie bei Erkältungskrankheiten wie Grippe eingesetzt. Ein weiterer Vorteil: Allicin gelangt leicht über die Blut-Hirn-Schranke in den Körper und hält die Blutgefäße sauber. Mehrere Studien zeigen: Wer regelmäßig die Zehen der aromatischen Knolle isst, hat ein geringeres Risiko, eine Herz-Kreislauf-Erkankung zu bekommen. Knoblauch stabilisiert den Blutdruck und beugt Schlaganfällen vor.

SIRTFOOD VON A BIS Z

Weitere Studien besagen außerdem, dass Knoblauch auch helfen kann, Krebserkrankungen vorzubeugen. Auch das soll an den Schwefelverbindungen liegen, die beim Zerkleinern des Knoblauchs entstehen. Diallylsulfid (DAS) und Diallyldisulfid (DADS), zwei fettlösliche Substanzen, die bei der Umwandlung von Allicin entstehen, tragen offensichtlich dazu bei, das Wachstum von Krebszellen zu behindern beziehungsweise deren Apoptose (Selbstmord) einzuleiten. Nachgewiesen wurde dies für Dickdarmkrebs, Magen- und Speiseröhrenkrebs, Lungen- und Brustkrebs. Es ist deshalb kein Zufall, dass die Zwiebelknolle auch in der traditionellen chinesischen Medizin (TCM) seit Jahrtausenden eingesetzt wird.

Weg mit den Bakterien im Harn

Neuerdings beschäftigen sich Forscher auch mit Knoblauch als möglichem Mittel gegen Harnwegsinfekte. Viele Bakterienstämme, die im Urin von Menschen mit Harnwegsinfektionen stecken, sind inzwischen mehr oder weniger resistent gegenüber Antibiotika. Nun zeigen Untersuchungen: Die große Mehrheit dieser Bakterien reagiert gar nicht erfreut, wenn sie mit einem rohen, wässrigen Knoblauchextrakt in Berührung kommt. Knoblauch könnte daher auch bei der Bekämpfung von Harnwegsinfektionen eine Rolle spielen. Das entsprechende Mittel ist aber noch nicht auf dem Markt.

Das Allicin ist allerdings sehr instabil, und Enzyme werden nun mal beim Erhitzen oder Gefriertrocknen schnell zerstört oder inaktiv. Ernährungsexperten empfehlen deshalb, frischen Knoblauch roh zu verzehren. Wer das tut, muss aber damit rechnen, dass viele Menschen anschließend einen großen Bogen um ihn machen. Schließlich atmet der Mensch die schwefeligen Substanzen über Haut und Lunge wieder ab. Eine gute Alternative ist deshalb, die Zehen erst am Schluss ins Essen zu geben. Auch ist das Schneiden und Zerdrücken der Zehen besser als das Pressen: Es bleibt mehr Inhaltsstoffen erhalten, weil keine Reste und Säfte in der Knoblauchpresse hängen bleiben.

TIPP

INGWER GEGEN DIE »FAHNE«

Was tun gegen die Knoblauch-Fahne? Sternekoch Alfons Schuhbeck rät, bei jedem Gericht, in dem die Zehen stecken, zu einer Scheibe Ingwer zu greifen. Dieser könne den unangenehmen Effekt des Knoblauchkonsums deutlich abmildern. Hausmittel wie ein Glas Milch, Kaugummis mit Pfefferminze, Petersilie oder Zitrone können ebenfalls helfen. Aber ganz ehrlich: Egal welches Hausmittel Sie verwenden, Wunderdinge sollten Sie davon nicht erwarten.

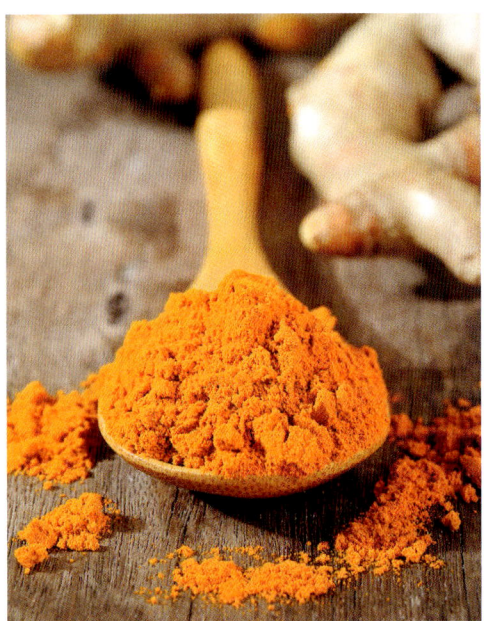
Curcumin ist ein pflanzlicher Farbstoff für allerlei Speisen, aber auch eine echte Naturmedizin.

Kurkuma

Die »Zauberknolle« selbst ist nur wenigen bekannt. Sie heißt Gelbwurz, wird bis zu einem Meter groß und in den tropischen Gebieten Asiens und Afrikas angebaut. Das fernöstliche gemahlene Gewürz, das aus dem Ingwergewächs gewonnen wird, kennen schon deutlich mehr Leute: Die Rede ist vom hellgelben Kurkuma, das dem Currypulver seine charakteristische Farbe gibt und zuweilen sogar als »Gewürz des Lebens« bezeichnet wird. Kein Wunder, in der chinesischen und indischen Medizin dient Kurkuma, bekannt auch als indischer Safran, schon seit Jahrtausenden als Heilmittel. Kurkuma ist weit mehr als ein Gewürz, das im Currypulver und auf der Currywurst in Deutschland seinen Siegeszug antrat. Kurkuma schmeckt nicht nur gut. Der Genuss des Gewürzes kann auch heilsame Effekte haben. Das liegt vor allem am Sirtuinaktivator Curcumin, der entzündungshemmend wirkt und offenbar Enzyme zurückdrängt, die an Entzündungsvorgängen im Organismus beteiligt sind. Dieses orangefarbene, ockergelbe Curcumin befindet sich im Wurzelstock und verleiht der Knolle ihre charakteristische leuchtende Farbe. Beliebt ist Curcumin deshalb auch als Färbemittel (E 100) in der Lebensmittelindustrie, etwa in Wurstwaren, Margarine oder Senf.

Hilft bei Völlegefühl

Wie aber können die Inhaltsstoffe dieser Knolle das Wohlbefinden beeinflussen? Viele Wissenschaftler haben sich bereits mit dieser Frage auseinandergesetzt. Eine sichere Erkenntnis: Curcumin hilft dabei, das Verdauen von Fetten zu erleichtern. Die Leber wird angeregt, mehr Gallensäuren auszuschütten, was Nahrungsfette bindet und die Entleerung der Gallenblase ankurbelt. Deshalb kann Kurkuma dazu beitragen, Blähungen abzubauen und das Bauchzwacken samt Völlegefühl zu lindern. Ernährungsexperten raten deshalb, gerade fettreiches

Essen und besonders gehaltvolle Speisen mit Curry oder Kurkuma zu würzen.

Da Kurkuma stark antioxidativ wirkt, kann man es auch hervorragend bei entzündlichen Erkrankungen wie Arthritis einsetzen. Das Curcumin, heißt es beim Zentrum für Gesundheit, »verhindert auch die Oxidation von Cholesterin. Und Cholesterin wird erst so richtig gefährlich, wenn es oxidiert wird, da es erst dann die Blutgefäße schädigt und nun die Entstehung einer Arteriosklerose fördert.« Und Arteriosklerose lässt ja bekanntlich das Risiko eines Herzinfarkts oder Schlaganfalls erheblich steigen. Außerdem halten es manche Wissenschaftler sogar für möglich, dass Kurkuma wegen seiner entzündungshemmenden Wirkung helfen kann, Alzheimer und anderen neurodegenerativen Erkrankungen vorzubeugen.

Versuche mit Mäusen

Auch in der Krebsforschung lässt Curcumin aufhorchen. So scheint Kurkuma die Membranen der Körperzellen zu stärken, die Widerstandsfähigkeit gegenüber Krankheitserregern zu erhöhen und die Tumorbildung zu beeinträchtigen. Ein Forscherteam der Münchner Ludwig-Maximilians-Universität konnte bei Versuchen mit Mäusen nachweisen, dass Curcumin die Entstehung von Metastasen bei Prostatakrebs hemmen kann. Bei Versuchen mit Tieren hat sich außerdem gezeigt, dass der pflanzliche Farbstoff Lungenerkrankungen zu mildern vermag, die

durch Chemotherapeutika, Giftstoffe oder Bestrahlungen verursacht wurden.

Die bisherigen Erkenntnisse beruhen allerdings überwiegend auf Studien an Tieren. Ob die positiven Effekte auch für Menschen gelten, muss noch nachgewiesen werden. Außerdem wird Curcumin nur in geringem Maß über den Darm aufgenommen und rasch über die Leber wieder ausgeschieden. Also am besten reines Kurkuma, in Bio-Qualität, verwenden, dann kann der Körper viel von dem Sirtuinaktivator aufnehmen.

TIPP

DIE INDER MACHEN ES RICHTIG!

Durch die Kombination von Curcumin mit schwarzem Pfeffer, lässt sich die Bioverfügbarkeit des Curcumin erhöhen. Diese gibt an, wie schnell und in welchem Maß ein Stoff, etwa ein sekundärer Pflanzenstoff, über den Blutkreislauf aufgenommen wird und an dem Ort im Körper, an dem er wirken soll, zur Verfügung steht. Indische Currys enthalten daher neben Cayennepfeffer, Koriander, Kreuzkümmel, Bockshornklee, Ingwer, Senf, Gewürznelke, Knoblauch, Muskatnuss, Zimt, süßem Paprikapulver und Kardamom besonders viel Kurkuma und natürlich schwarzen Pfeffer.

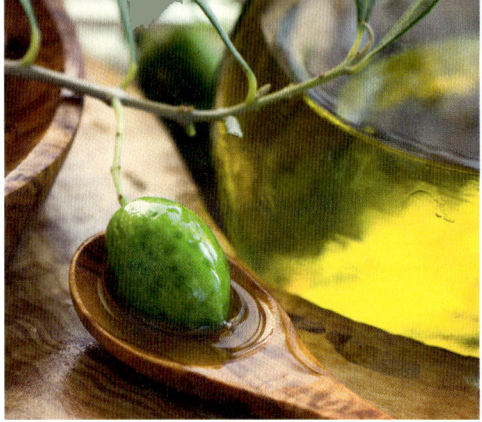

Kalt gepresstes Olivenöl extra vergine zeichnet sich durch hochwertige Qualität aus.

Olivenöl

Heiß geliebt und kalt gepresst: Olivenöl ist aus der guten Küche nicht mehr wegzudenken. Herstellung und Sorten sollte man jedoch kennen, denn Olive ist nicht gleich Olive und Öl nicht gleich Öl. Dort, wo die Zitronen blühen und der Deutschen Urlaubssehnsüchte liegen, gedeihen Wein, Feigen und eben auch Olivenbäume. Rund ums Mittelmeer entsteht an vielen Sonnentagen und bei mildem Wetter an über 150 verschiedenen Olivenbaumarten eine Geschmacksvielfalt, die fast mit der des Weins vergleichbar ist. Dabei sind die Pflege der Bäume und die Ernte ihrer Früchte zwischen Oktober und Februar ein aufwendiges Unterfangen. Kein Wunder, dass hervorragende Öle auch ihren Preis haben. Olivenbäume brauchen viel Licht, Wärme und im Herbst ordentlich Regen. Erst nach vier bis zehn Jahren kommen pro Baum etwa 20 Kilogramm Oliven zusammen, aus denen am Ende dann gerade einmal drei bis vier Liter Öl produziert werden.

Best of

Grün geerntete Oliven sind meist etwas intensiver und bitterer im Geschmack, vollreife und leicht überreife Oliven ergeben ein eher süßes Öl mit leichtem oder keinem Bitterton. In vielen Gegenden, vor allem an steileren Hanglagen, ernten die Bauernfamilien und ihre Arbeiter die Oliven Stück für Stück in Handarbeit. In anderen Regionen schlagen sie die Früchte mit Stangen vom Baum und lassen sie auf Netze fallen. So erreichen sie zwar eine geringere Ölausbeute, dafür aber beste Qualität. Öl mittlerer Qualität bekommt der Olivenbauer, wenn er die Oliven auf Netze fallen lässt und erst dann einsammelt, wenn der größte Teil der Früchte vom Baum gefallen ist.

Um die beste Ölqualität zu erhalten, dürfen zwischen Ernte und Pressung nur ein bis drei Tage vergehen. Je frischer die Oliven außerdem in die Presse kommen, desto größer bleibt der Anteil ihrer gesundheitlich wirksamen Inhaltsstoffe. Je nach Klima, Boden, Lage, Art der Frucht und Reifegrad schmeckt es grün oder fruchtig, würzig oder mild, nach Mandeln, Artischocken, grünen Tomaten, Äpfeln, Beeren oder Kräutern. Tatsächlich gibt es bei keinem anderen Öl eine solche Geschmacksvielfalt wie bei Olivenöl. Auch die Farbe der Öle differiert zwischen hellgelb, goldgelb und verschiedenen Grünnuancen.

Gesundes Allroundtalent

Olivenöl gilt seit der Antike als Allheilmittel. So hinterließ der Römer Plinius die Empfehlung: »innen Wein und außen Olivenöl«. Erst moderne Forschungsmethoden erbrachten den Nachweis, dass das Olivenöl mit seinen ungesättigten Fettsäuren, Vitaminen und sekundären Pflanzenstoffen positiv für Herz und Kreislauf ist, das Immunsystem stärkt und antirheumatisch wirkt. Vitamin E, Polyphenole und Stearine senken das »böse« LDL-Cholesterin, wirken antimikrobiell und schützen vor Zellschäden. Insbesondere Stearine wirken krebshemmend

und hautverjüngend. Protocatechusäure heißt der hochwirksame Sirtuinaktivator in Olivenöl, der stark antioxidativ wirkt.

Genuss pur

Olivenöl ist köstlich und lässt sich in der Küche unglaublich vielseitig einsetzen, ob roh, gekocht oder gebraten oder als Marinade von Fleisch und Fisch. Ein gutes Olivenöl verleiht dem Essen Geschmack und ein unverwechselbares Aroma. Ganz wichtig: Verwenden Sie natives Olivenöl extra vergine nur für die kalte Küche, da der Rauchpunkt sehr niedrig ist und beim Anbraten Schadstoffe entstehen können. Außerdem verliert sich durch die Hitze das Aroma. Zum Braten empfiehlt sich raffiniertes Olivenöl.

INFO

ERSTE GÜTE ODER BILLIGÖL?

Natives Olivenöl extra vergine ist erste Güteklasse und wird direkt aus Oliven mit mechanischen Verfahren gewonnen. Es ist fehlerfrei mit einem einwandfreien, fruchtigen Geschmack. Am besten verwendet man es in der kalten Küche.
Natives Olivenöl wird aus Oliven mit mechanischen Verfahren gewonnen. Es verfügt ebenfalls über einen guten Geschmack, der aber immer mal wieder leicht variieren kann.

Raffiniertes Olivenöl entsteht bei der Warmpressung.
Oliventresteröl enthält Öl aus der Behandlung von Oliventrester sowie aus Oliven gewonnenes Öl. Es hat einen höheren Rauchpunkt.
Von **erster Kaltpressung** spricht man, wenn native Olivenöle bei höchstens 27° Celsius in einer traditionellen Presse oder einem Zentrifugiersystem (Kaltextraktion) gewonnen wurden.

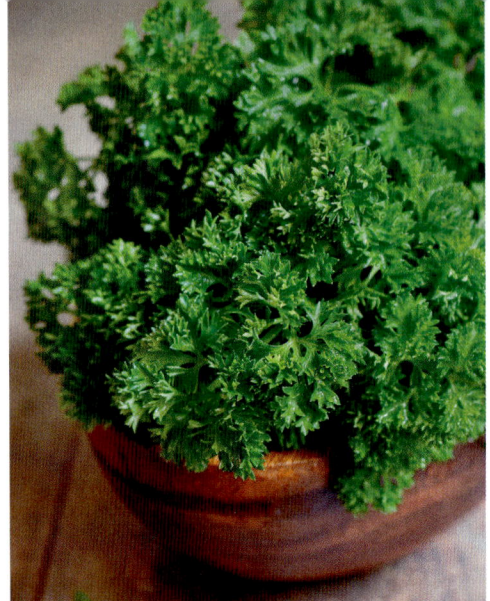

Ob krause oder glatte Petersilie, dieses klassische Küchenkraut steckt voller Vitalstoffe.

Petersilie

Sie ist das wohl beliebteste Küchenkraut der Deutschen, wurde aber bereits in der Antike geschätzt und ist unverzichtbar in der orientalischen Küche. Das grüne Kraut mit dem hübschen lateinischen Namen *Petroselinum sativum* gibt es mit krausen und glatten Blättern und ist ein echtes Nährstoffwunder: In den aromatischen Blättern mit ihrem würzigen, kräftigen Geruch stecken überdurchschnittlich viele Vitamine und Mineralstoffe. Auch mit seinem Gehalt an Betacarotin und Folsäure kann Petersilie punkten. Ihr Vitamin-C-Gehalt ist beachtlich und schlägt den der Zitrone gleich dreimal. Dabei ist Petersilie pflegeleicht, sieht gut aus und lässt sich auf jeder Fensterbank kinderleicht im Blumentopf kultivieren.

Was das Kraut alles kann

Der grüne Pflanzenfarbstoff Chlorophyll (schmeckt toll im Smoothie!) wirkt blutreinigend, hilft bei der Blutneubildung und unterstützt die Entgiftungsorgane Leber und Nieren bei ihrer Arbeit und beim Ausschwemmen von Wassereinlagerungen. Aufgrund seiner harntreibenden und krampflösenden Eigenschaften wirkt es wie ein Diuretikum. Zusammen mit seinen ätherischen Ölen, dem Petersilienöl (Apiol und Myristicin), kann Petersilie unangenehme Gerüche binden: Schluss mit schlechtem Körper- oder Mundgeruch. Außerdem wirken die Öle aphrodisierend.

Das ist aber längst nicht alles: Petersilie verschafft Abhilfe bei Sodbrennen, stärkt die Zähne, macht wach und fit, wirkt entzündungs- und krebshemmend, stabilisiert die Hormonbalance und löst Cholesterinablagerungen in den Gefäßen auf.

TIPP

ANTI-MÜCKENMITTEL
Als Hausmittel gegen Mückenstiche hat sich Petersilie bewährt. Einfach im Mörser zerstoßen und auf die juckende Stelle geben.

Rotwein

Rotwein zählt zu den ältesten Genussmitteln der Menschheit: Schon vor 10 000 Jahren wussten Menschen, wie sie Wein herstellen können. Der Rebensaft war aber schon immer auch als Heilmittel bekannt. Der griechische Philosoph Plutarch schrieb etwa ein Jahrhundert nach Christi Geburt: »Wein ist unter den Getränken das nützlichste, unter den Arzneien die schmackhafteste.« Und Hippokrates, der bekannteste Heiler des Altertums, empfahl Rotwein als Mittel bei Störungen des Herz-Kreislauf-Systems.

INFO

GUTER BIO-WEIN IST BEZAHLBAR

Trauben gehören zu den am meisten gespritzten Lebensmitteln. Noch dazu nimmt ihre Haut die giftigen Pflanzenschutzmittel besonders leicht auf. Außerdem enthalten Trauben aus konventionellem Anbau weniger sekundäre Pflanzenstoffe. Wein, der aus biologischem Weinanbau stammt, ist daher dem aus konventionellem Anbau absolut vorzuziehen. Eine ordentliche Flasche Bio-Wein gibt es schon ab fünf Euro. Bio-Wein muss also nicht viel teurer sein als die mit Spritzmitteln erzeugte Ware.

Stimmt es, dass Menschen, die in Maßen trinken, länger leben? Schützt Rotwein wirklich das Herz und weitet die Blutgefäße? Sicher ist: Wenn wir über positive Wirkungen von Wein sprechen, geht es hauptsächlich um Rotwein. Das liegt am Resveratrol ▸ siehe Seite 16, einem Sirtuinaktivator, der in der Traubenhaut vorkommt. Da Rotwein länger mit der Schale vergoren wird, enthält er besonders viel dieses Pflanzenstoffs. Studien zeigen, dass Resveratrol das Wachstum von Tumoren verlangsamen kann. Dem Pflanzenstoff wird zudem nachgesagt, DNS-Schäden zu reparieren, den Alterungsprozess der Haut zu verlangsamen und vor Entzündungen zu schützen. Weitere Untersuchungen zeigen: Der Powerstoff im Rotwein soll auch bei Arthritis, Alzheimer oder Autoimmunkrankheiten hilfreich sein.

Alles in Maßen

Das heißt natürlich nicht, dass Sie jetzt bis zum Umfallen Rotwein trinken sollen. Wein ist nun mal ein Rauschmittel, das abhängig machen kann und die leberschädigende Substanz Alkohol enthält. So empfiehlt die Deutsche Hauptstelle für Suchtfragen, dass Frauen nicht mehr als zwölf Gramm reinen Alkohol am Tag zu sich zu nehmen sollten, das entspricht 0,3 Liter Bier oder einem kleinen Glas Wein. Männer sollten höchstens die doppelte Menge konsumieren. Zwei bis drei Tage in der Woche sollten alkoholfrei sein, um sich an das tägliche Gläschen oder gar die Flasche Wein zu zweit erst gar nicht zu gewöhnen. Außerdem muss man sich schon klarmachen: Um eine therapeutisch sinnvolle Dosis zu erreichen, müsste der Proband schon einige Liter Rotwein trinken. Ansonsten kann ein Gläschen Rotwein überhaupt nicht schaden, vor allem, wenn es verbunden wird mit einer gesunden Ernährung und regelmäßigem Sport. Als Forscher in den 1980er-Jahren feststellten, dass Menschen in Frankreich bedeutend seltener einen Herzinfarkt bekommen als die Bewohner anderer mitteleuropäischer Länder, kam schnell der Gedanke auf: Das muss am Rotwein liegen. Heute sind die Wissenschaftler schlauer: Gut fürs Herz ist vor allem ein mediterraner Lebensstil, also eine klassische Mittelmeerkost mit viel Obst, Gemüse, Nüssen, Fisch und Olivenöl.

Im Wein stecken neben Resveratrol aber auch noch über 100 weitere wertvolle sekundäre Pflanzenstoffe. Diese Polyphenole können gegen Krebs wirken, die Konzentration des schlechten LDL-Cholesterins im Blut verringern und den Blutdruck senken. Doch Vorsicht! Um die positiven Wirkungen eines mäßigen Genusses von Rotwein korrekt zu beschreiben, muss man schon genau hinschauen: Das gilt auch für die Frage, ob Rotwein den HDL-Cholesterin-Spiegel erhöhen kann. Dieses Cholesterin wird aus den Körperzellen und Blutgefäßen zurück zur Leber gebracht und dort abgebaut. Je höher aber der HDL-Spiegel, desto besser ist der Körper

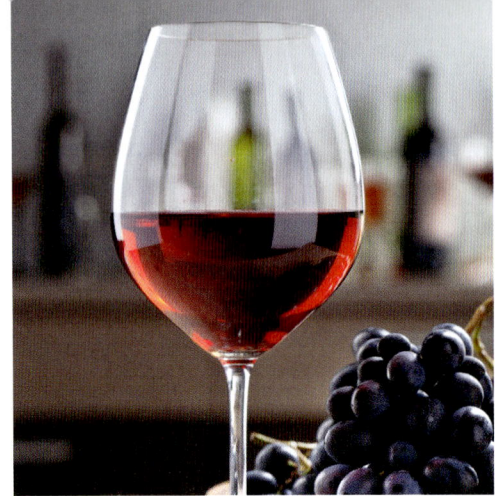

Ein Gläschen Rotwein ist gesund, wenn es dabei bleibt …

vor den Folgen einer Gefäßverkalkung und damit vor Thrombosen, Schlaganfall und Herzinfarkt geschützt.

Sport und Wein, ein guter Mix

Französische Forscher stellten in einer wissenschaftlichen Studie allerdings fest, dass der regelmäßige Genuss von 0,3 (Frauen: 0,2) Litern Rotwein (Pinot Noir) und Weißwein (Chardonnay-Pinot) den HDL-Cholesterinspiegel nicht verändert hatte. Nur bei den Probanden, die sich zwei Mal pro Woche sportlich betätigt hatten, stieg das HDL-Cholesterin an.

Was lernen wir daraus? Wein und Sport können sich offenbar prima ergänzen. Man könnte aber auch die Vermutung aufstellen, dass sportliche Weintrinker sowieso mehr auf ihre Ernährung achten und bessere Blutwerte haben, weil sie eben aktiv sind.

Rucola

Rucola sieht ein wenig aus wie Löwenzahn und zählt, wie dieser, zum heimischen Superfood. Das Blattgemüse, das seit einigen Jahren eine Renaissance erlebt, ist reich an Vitamin A, B-Vitaminen, Vitamin C, E und K sowie den Mineralstoffen Eisen, Kalium, Kalzium, Phosphor und Zink. Nicht zu vergessen außerdem die Fülle an Antioxidantien und sekundären Pflanzenstoffen, durch die der Rucola antibakterielle, antivirale und immunstärkende Eigenschaften besitzt. Es sind die Senföle (Glucosinulate), die der Rauke, wie Rucola auf deutsch heißt, ihren typischen, scharf-nussigen Geschmack verleihen und sirtuinaktivierend wirken.

Superfood mit Geschichte

Schon die Römer und Griechen verwendeten Rucola als Senf- und Salatpflanze – und waren überzeugt von seiner aphrodisierenden Wirkung. Auch Karl der Große empfahl die Rauke als Gewürzpflanze. Im Laufe der Zeit geriet sie jedoch in Vergessenheit und fand erst in den 1980er-Jahren wieder in unsere Küchen und auf unsere Teller. Die Salatrauke (*Eruca sativa*) gehört zur Familie der Kreuzblütler und ist eine enge Verwandte des Kohls. Verzehrt werden vor allem zwei Sorten: die Salatrauke mit zehn bis 15 Zentimeter langen Blättern und die Wilde Rauke (*Diplotaxis tenuifolia*), die länglicher ist, mit stark gezahnten Blättern. Sie enthält mehr Senföle als die Salatrauke und schmeckt dementsprechend schärfer. Die Salatrauke ist eine einjährige Pflanze und kann bis zu einem halben Meter hoch wachsen. Wilde Rauke und Salatrauke sollten vor der Blüte geerntet werden: Danach enthalten die Blätter zu viele Bitterstoffe und werden ungenießbar.

TIPP

GEWUSST WIE

Rucola ist nach der Ernte nicht besonders lange haltbar. Eingewickelt in feuchtem Küchenpapier hält er im Kühlschrank nur zwei bis drei Tage. Waschen Sie Rucola vor dem Verzehr gründlich und knipsen Sie die Blattstiele ab, die übrigens häufig sehr nitrathaltig sind.

Rucola schmeckt zu vielen Gerichten: Das Kraut ist eine feine Ergänzung zum gemischten Salat. Auch in Verbindung mit Tomaten und Mozzarella macht er sich gut als Aromengeber. Zu Rinder-Carpaccio harmoniert der würzig-scharfe Geschmack. Pizza mit Parmaschinken und Parmesanspänen erhält durch den frischen Rucola eine feine Note. Als Würzmittel schmeckt das Kraut auch im Risotto, zu Nudeln, im Pesto oder in Sandwiches.

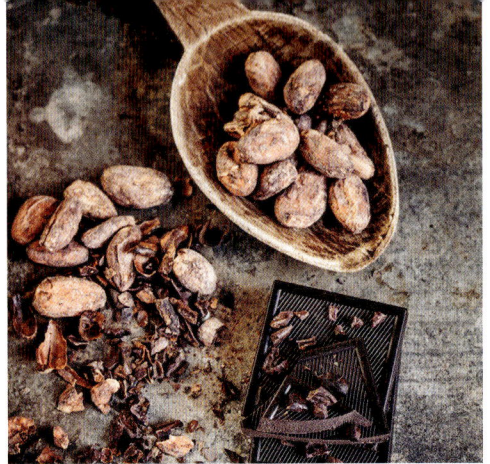

Kakaobohnen werden geröstet und dann gebrochen, um die Schale vom Kern zu trennen.

Schokolade

Theobroma Cacao L. – »Speise der Götter« bedeutet der botanische Name für die Früchte des Kakaobaums. Kein Wunder, in seiner Frühzeit kamen nur Privilegierte in den Genuss der kostbaren Bohne. Erstmals erwähnt wird sie um 1500 v. Chr. bei den Olmeken, einem Volk im Tiefland der mexikanischen Golfküste. Von ihnen führt der Weg des Kakaos über die Maya (um 600 n. Chr.) zu den Azteken, die Kakao und Wasser zu einem anregenden Getränk namens *Xocolatl* vermischten. Der Genuss der kostbaren *Xocolatl* – Kakaobohnen waren im alten Mittelamerika ein teures Zahlungsmittel – war ausschließlich dem König und den höchsten Adligen sowie den wenigen Fernhandelskaufleuten und Kriegern vorbehalten. Als die spanischen Konquistadoren unter Hernán Cortes im Jahr 1519 das Reich

der Azteken unterwarfen, fielen ihnen auch Kakaopflanzen und Xocolatl in die Hände. Neun Jahre später brachten die Eroberer die Kakaobohnen nach Spanien.

Luxusgut Kakaobohne

Der Siegeszug der Schokolade als Genussmittel in Europa begann – zunächst jedoch nur für die Vornehmen und Reichen. Dass Schokolade, mit Honig oder Zucker gesüßt, ausgezeichnet schmeckt, hat man relativ schnell herausgefunden. Schokolade galt als kräftigend, leicht verdaulich und aphrodisierend, weshalb Schokolade noch bis ins 19. Jahrhundert nur in Apotheken als »Stärkungsmittel« verkauft wurde. Tatsächlich enthalten Kakaobohnen neben pflanzlichen Fetten Polyphenole in höherer Konzentration. Diese sekundären Pflanzenstoffe mit entzündungshemmender Wirkung können aggressive freie Radikale im Körper neutralisieren und damit beispielsweise den Alterungsprozess der Haut verlangsamen.

Je dunkler, desto besser

Immerhin 50 Gramm dunkle Schokolade (mit mindestens 75 Prozent Kakaoanteil) enthalten zweimal so viel Polyphenole wie Rotwein und genauso viel wie eine Tasse grüner Tee. Die wichtigsten Polyphenole im Kakao sind Catechine. Die aus ihnen gebildeten Proanthocyanide machen zwölf bis 48 Prozent des Gewichts einer Kakaobohne aus. Dieser Pflanzenschutzstoff neutralisiert freie Radikale, greift aber auch in den Energiegewinnungsprozess von Krebszellen ein, indem er die Vergärung hemmt, durch die sich eine Krebszelle ernährt.

Außerdem bestehen Kakaobohnen zu 50–57 Prozent aus gesättigten Fettsäuren. Weitere 35 Prozent werden durch die Ölsäure abgedeckt, eine einfach ungesättigte Fettsäure, die auch im Olivenöl ▸ siehe Seite 62–63 vorkommt und positiv auf das Herz und das Gefäßsystem wirkt. Die Stearinsäure dagegen wird kaum vom menschlichen Körper resorbiert und teilweise in der Leber zu Ölsäure umgewandelt. Hinsichtlich des Cholesterins ist dunkle Schokolade mit einem Kakaoanteil von mindestens 75 Prozent

also völlig neutral. All das gilt nicht für Vollmilchschokolade und weiße Schokolade, die kaum Kakao aber viel Zucker enthalten!

Zimt und Kakao sind die Nahrungsmittel mit dem höchsten Gehalt an Proanthocyanidin. Hier eine Übersicht:

- Zimt 8180 mg/100 g
- Kakaopulver 1373 mg/100 g
- Kidneybohnen 563 mg/100 g
- Haselnüsse 501 mg/100 g
- Cranberry 418 mg/100 g
- Heidelbeere 329 mg/100 g
- Weintraube 81 mg/100 g
- Rotwein 62 mg/100 g
- Himbeere 30 mg/100 g
- Cranberrysaft mg/100 g

INFO

SCHOKOLADE MACHT SCHLANK

Beatrice Colomb von der University of California untersuchte im Jahr 2012 etwa 1000 US-Amerikaner hinsichtlich ihrer Ernährungsweise und ihrer Gesundheit. Überraschenderweise stellte sich heraus, dass Schokoladenliebhaber schlanker waren als Schokoabstinente.

Kakao stärkt demnach nicht nur nachweisbar Herz, Gefäße, Gedächtnis und Psyche, sondern macht auch eine gute Figur. So sind regelmäßige Schokoesser sogar um zwei bis drei Kilogramm leichter als Schokoverweigerer. Dass die Schokoholics weniger Gewicht auf die Waage brachten, weil sie entweder mehr Sport getrieben oder insgesamt weniger Kalorien zu sich genommen hatten, konnte ausgeschlossen werden. Beatrice Colomb betonte aber, dass sie nur die Häufigkeit des Naschens untersucht hat – und nicht die verzehrten Mengen. Klar sei aber: Wer täglich Schokolade isst, neigt weniger zu Übergewicht, sofern er die Schokolade nicht tafelweise futtert.

Soja

Das traditionsreiche Kulturgewächs und die wichtigste Nutzpflanze unserer Zeit gehört zu den Schmetterlingsblütlern und damit zu den Hülsenfrüchten. Ursprünglich stammt die Sojabohne aus China, wo sie seit über 5000 Jahren angebaut und zu den »fünf heiligen Körnern« gezählt wird. Dazu gehören neben der Sojabohne der Reis, die Gerste, der Weizen und Hirse. Heute wird Soja weltweit in großem Stil angebaut. In einigen Ländern wird inzwischen auch gentechnisch verändertes Soja kultiviert.

In unseren Breiten ist Soja meist getrocknet erhältlich. Die Samen werden, wie auch ganze Sojabohnen (aus dem Asia-Shop), einfach in Wasser gekocht, bis sie weich sind. Wer Edamame (japanisch für Sojabohnen) in einem japanischen Restaurant bestellt, bekommt junge, vor der Reife gepflückte Sojabohnen aufgetischt, die mit viel Salz gedämpft oder gekocht wurden – ein beliebter japanischer Snack.

Soja ist ein ausgezeichneter Eiweiß- und Kalziumlieferant. Zudem ist es besonders eiweißreich und versorgt den Körper mit allen acht essenziellen Aminosäuren, den unverzichtbaren Bausteinen des Zellstoffwechsels. In 100 Gramm Sojabohnen stecken außerdem 100–140 Gramm Isoflavone. Vor allem Genistein und Daidzein wirken antioxidativ und haben milde östrogene Effekte (Phytoöstrogene).

Ein Großteil der Sojabohnen wird nicht in ihrem Ursprungszustand verzehrt, sondern mannigfaltig weiterverarbeitet.

Tofu, Räuchertofu, Seidentofu

Von China ausgehend, wurde die Kunst der Tofuherstellung in kleinen japanischen Tofureien über Generationen weitergegeben und verfeinert. Die Sojabohnen werden dazu über Nacht eingeweicht und unter Zugabe von reinem Quellwasser zermahlen. Zugleich werden die festen Faserstoffe und Schalen abgetrennt. Die so gewonnene Milch wird gekocht und mit einem natürlichen Gerinnungsmittel (Meersalzextrakt) versetzt. Die Milch trennt sich und in der Molke schwimmen weiße Tofuflocken. Dieser Tofubruch wird in perforierte Kästen gefüllt und gepresst, damit die restliche Molke

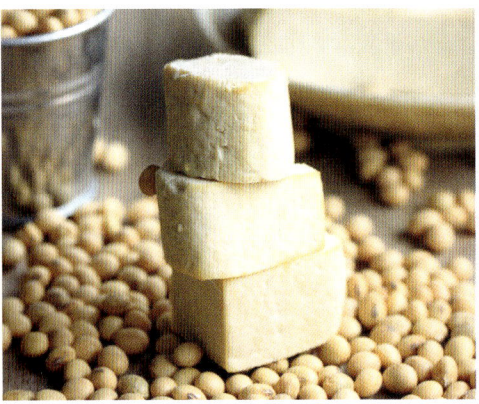

Ein wichtiges Sojaprodukt in der veganen und vegetarischen Küche ist Tofu.

abfließen kann. Die große Tofuplatte wird in portionsgroße Stücke geschnitten. Dieser Tofu kommt in ein Becken, gefüllt mit reinem Quellwasser, um darin auszukühlen. Anschließend wird er verpackt oder weiterverarbeitet. Tofu gibt es in den verschiedensten Varianten: natur, geräuchert, mit Nüssen und Gewürzen oder als cremigen Seidentofu (für Desserts, Suppen und Saucen oder auch als Ei-Ersatz). Naturtofu schmeckt sehr neutral und muss in der Küche noch mariniert und gewürzt werden, während Räuchertofu bereits einen herzhaften Geschmack mitbringt.

Tempeh

Tempeh ist eine Art Kuchen aus Sojabohnen und stammt ursprünglich aus Indonesien. Die für Tempeh verwendeten Sojabohnen werden enthülst, mit einer Pilzkultur (Rhizopus) vermengt, gekocht und dann ein bis zwei Tage künstlich erwärmt. Die Pilzkultur sorgt dafür, dass die Sojabohnen zusammenhalten, sodass sich eine feste Form bildet. Tempeh duftet nach frischen Pilzen und hat eine bissfeste, weiche Konsistenz. Es eignet sich besonders als Beilage, zum Braten, Marinieren und Grillen.

Sojaöl

Ein erheblicher Teil der Sojabohnenernte wird zu Öl verarbeitet, das in der kalten Küche oder zur Herstellung von Margarine und Bratfetten Verwendung findet.

Sojamilch

Streng genommen – nach den Vorschriften des Lebensmittelgesetzes – müsste man das Getränk aus Sojabohnen eigentlich Sojadrink nennen. Hergestellt wird der Milchersatz aus getrockneten gelben Sojabohnen. Der Nährstoffgehalt ist dem der Kuhmilch recht ähnlich, dennoch werden Getränke aus Sojabohnen häufig mit Vitamin B_{12} und Kalzium angereichert. Es gibt sie in vielen Geschmacksrichtungen. Am besten sind Sojadrinks ohne Zuckerzusatz.

TIPP

AUF EIN LANGES LEBEN!

Ein Kieler Forschungsteam von der Christian-Albrechts-Universität hat in einer, in den Fachmagazinen *Oncotarget* und *The FASEB Journal* veröffentlichten, Studie aus dem Jahr 2015 vielversprechende Zusammenhänge von Catechinen, Isoflavonen und der Lebenserwartung aufgedeckt. So entfalten Soja-Isoflavone ihre positive Wirkung, indem sie den zellulären Energiehaushalt beeinflussen und das Langlebigkeitsenzym Sirtuin-1 anschalten. Übrigens: Soja ist nur empfehlenswert, wenn es nicht von genmanipulierten Pflanzen, sondern aus biologischem Anbau stammt.

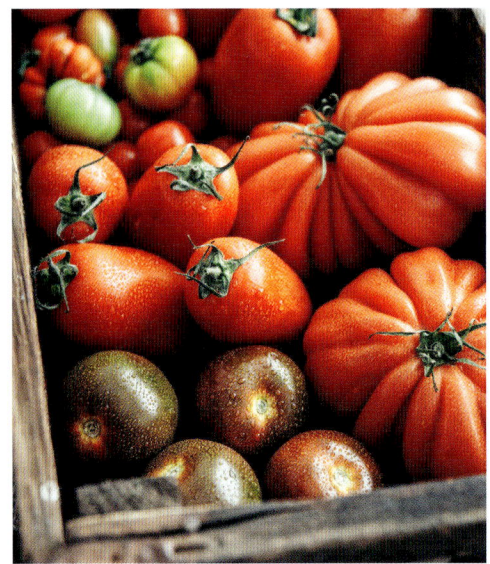

Im Spätsommer werden die leckersten Tomaten geerntet. Genießen kann man sie ganzjährig.

Tomaten

Das knallrote, gelbe, grüne oder orangefarbene Nachtschattengewächs hat ein vielschichtiges Innenleben. Kultiviert wurde die Tomate in Südamerika, wo sie den Azteken nicht nur als Grundnahrungsmittel, sondern auch als Heilpflanze diente. Ihr Anbau in unseren Breiten geht auf die spanischen Eroberer zurück, die die Tomate zusammen mit der Kartoffel nach Europa gebracht haben. Durch jahrhundertelange Züchtungen entwickelte sich aus der aztekischen *tumatle* eines der vielseitigsten Lieblingsgemüse in fast allen Küchen dieser Welt.

Schutzstoff Lycopin

Der Pflanzenfarbstoff Lycopin, der wichtigste Schutzstoff, den die Tomate mitbringt, schützt vor koronaren Herzerkrankungen – der Vorstufe aller Herzerkrankungen – und Arteriosklerose. Lycopin gehört zur Familie der Carotinoide und besitzt besondere antioxidative Eigenschaften. Dieser sekundäre Pflanzenstoff, der die Zellmembranen schützt und außerdem krebshemmend wirkt, findet sich aber nicht nur in Tomaten, sondern auch in anderen, meist roten Früchten und Gemüsen, etwa in Wassermelonen, rosa Grapefruits und Guaven. Außerdem wirkt Lycopin gegen Osteoporose sowie Typ-2-Diabetes. Alle Carotinoide wirken antioxidativ und gegen zellzerstörerische freie Radikale. Da sie allesamt fettlöslich sind, sollte bei der Zubereitung von lycopinhaltigen Lebensmitteln immer ein bisschen Öl mit im Spiel sein.

Am besten in Passato und Saft

Die von Experten empfohlene Tagesdosis Lycopin beträgt sechs Milligramm. Lycopin aus passierten Tomaten oder Tomatensaft wird übrigens deutlich besser vom Körper aufgenommen als das aus unverarbeiteten frischen Tomaten. Das ist dadurch erklärbar, dass sich das relativ hitzebeständige Lycopin erst bei höheren Temperaturen (die bei der Herstellung von Säften oder Pürees erreicht werden) voll entfaltet und so vom Körper besser resorbiert werden kann.

Walnüsse

Ein Walnussbaum ist die reinste Apotheke. Beinahe alle Teile haben eine medizinisch heilende Wirkung. Tee aus Walnussbaumblättern fand schon früh Verwendung als Medizin bei Blutarmut, Darm- und Lebererkrankungen, bei Gicht und Rheuma. Äußerlich kann er bei vielen Hautleiden eingesetzt werden. Wirksam sind dabei vor allem die Gerbstoffe vom Typ der Ellagitannine und Flavonoide. In der traditionellen chinesischen Medizin (TCM) setzt man die Walnuss seit Jahrtausenden als Nierentonikum und zur Stärkung der Hirnfunktionen ein. Tatsächlich sieht die geschälte Nuss mit ihren zwei Samen aus wie die beiden Hemisphären unseres Denkorgans im Miniformat. In der Volksmedizin galten die Walnusskerne als wertvolles Nahrungsmittel für Gicht- und Nierenkranke und man verabreichte sie Kindern als wertvollen Kalziumlieferanten für Zähne und Knochen. Heute weiß man, dass der hohe Gehalt an einfach und mehrfach ungesättigten Fettsäuren die Walnuss zu einem wirksamen Helfer für gesunde Blutgefäße macht, da sie die Konzentration von LDL-Cholesterin im Blut senkt. Außerdem stecken in den Kernen zellschützendes Vitamin E, reichlich Polyphenole und große Mengen an B-Vitaminen für Nerven und Blutbildung sowie Kalium, das wichtig ist für die Erregbarkeit von Muskeln und Nerven. Auch die Mineralstoffe und Spurenelemente Zink, Eisen und Magnesium kommen in den Walnusskernen vor.

Dr. med. Klaus Parhofer vom Uniklinikum München sagte in einem Interview für den Bayerischen Rundfunk: »Es gibt eine Reihe von Studien, die zeigen, dass Menschen, die regelmäßig Nüsse verzehren, weniger an bestimmten Krankheiten leiden. Sie werden zum Beispiel seltener zuckerkrank, bekommen weniger häufig Herzinfarkte oder Krebs – und das überträgt sich dann auch in eine verlängerte Lebenszeit.«

TIPP

WALNUSSÖL

Aus Walnusskernen wird ein gesundes und aromatisches Öl gepresst. Es gilt als entzündungshemmend, antibakteriell und regenerierend. Es enthält eine beachtliche Menge an Linolensäure (mehrfach ungesättige Fettsäure), die die Regulation des Blutdrucks positiv beeinflusst. Daher gilt es in der Volksmedizin als ein wirksames Mittel, um den Blutdruck zu senken und zur Prophylaxe von Gefäßplaques (Arteriosklerose) und daraus resultierenden Herz-Kreislauf-Erkrankungen. Walnussöl schmeckt fein in der kalten Küche, ist allerdings als Bratfett ungeeignet.

Zitrusfrüchte

Zitrusfrüchte gehören zur Gattung *Citrus* und stammen aus der Familie der *Rutaceae*. Botanisch gesehen gehören sie zu den Beeren (Endokarpbeere). Ihr typisches Kennzeichen ist ihre wachsbedeckte Außenhaut. Wie so manches omnipotente Nahrungs- und Heilmittel genießen sie einen legendären Ruf, der ihnen einen Platz in der griechischen Mythologie verschafft hat, womit sie zu unserem kulturellen Erbe gehören: Der

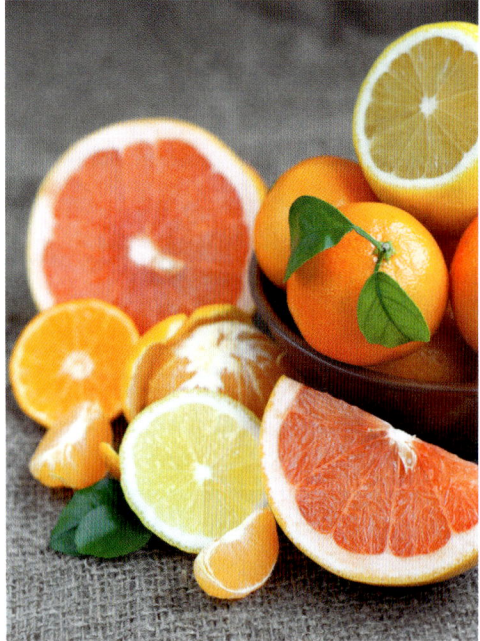

Zitrusfrüchte stammen ursprünglich aus dem tropischen und subtropischen Südosten Asiens.

Halbgott Herakles muss bei seiner elften Aufgabe nicht weniger als drei goldene Äpfel aus den Gärten der Hesperiden stehlen, die allerdings von einem Drachen bewacht wurden. Dabei handelte es sich wohl um Zitronen oder Orangen.

Ins südliche Europa kamen die Zitrusfrüchte aus Asien, wo sie bereits seit 3000 Jahren angebaut werden. Im 13. Jahrhundert gelangten mit den Sarazenen die ersten Zitronenbäume nach Spanien, 200 Jahre später wurden die ersten Orangenbäume in Portugal gepflanzt. Mandarinenbäume wurden erst im 19. Jahrhundert in Nordafrika und Südfrankreich kultiviert. Insofern galten die Früchte, die heute in den meisten Ländern zu den jederzeit verfügbaren Lebensmitteln gehören, noch zu den kostspieligen Exoten. Gesund und köstlich waren sie zu allen Zeiten. Wer gehört nun alles zur Familie?

We are family

Das Wort für **Orange** leitet sich von dem arabischen Wort *narandj* ab, das aus dem indischen Sanskrit stammt, wo *nagarunga* soviel bedeutete wie »die von Elefanten geliebte Frucht«. Orangen kamen im 15. Jahrhundert durch die Sarazenen nach Portugal und dank Kolumbus auch nach Amerika. Aus dem Luxusgut wurde die am zahlreichsten gehandelte Zitrusfrucht der Welt.

Die **Grapefruit** mit ihrem bittersüßen Geschmack entspringt einer Kreuzung der

Orange mit der Pampelmuse. Diese größte Zitrusfrucht wurde im 17. Jahrhundert aus Malaysia eingeführt.

Die **Zitrone** stammt ursprünglich aus dem Himalaya. Mitte des 18. Jahrhunderts entdeckte man, dass Zitronensaft Skorbut zu vermeiden hilft, eine bei Seeleuten gefürchtete Vitaminmangelerkrankung.

Mandarinen machen heute zehn Prozent der weltweiten Produktion von Zitrusfrüchten aus. Die Früchte erhielten ihren Namen wegen ihrer Farbe, die der der Gewänder der chinesischen Beamten während der Ming- und Qing-Dynastie gleicht. So ein Beamter wurde Mandarin genannt.

Clementinen sind kernlose Zitrusfrüchte, die aus der Kreuzung von Orangen mit Mandarinen hervorgegangen sind.

Sauer macht lustig ...

Direkt unter ihrer wächsernen Haut befindet sich eine gelb oder orange gefärbte Gewebsschicht. Hier liegen Drüsen mit den für den typischen Duft verantwortlichen ätherischen Ölen. Es folgt eine zartbeige Gewebeschicht, in der sich der Ballaststoff Pektin befindet. Darunter liegt das Fruchtfleisch. Charakteristisch für jede Zitrusfrucht sind mehrere, wie um eine Achse herum angeordnete Fruchtfächer, mit vielen, von feinen Häutchen ummantelten Saftschläuchen. Diese Fächer enthalten auch die Samen. Zitrusfrüchte haben kaum Kalorien und sind gleichzeitig reich an dem säuerlich schmeckenden Vitamin C. Schon eine Grapefruit oder zwei bis drei Orangen decken den täglichen Vitamin-C-Bedarf eines Erwachsenen. Das Vitamin stärkt vor allem das Immunsystem und spielt beim Aufbau von Knochen, Zähnen und Bindegewebe eine wichtige Rolle. Außerdem liefern Zitrusfrüchte Vitamin B, das für die Blutbildung und den Stoffwechsel wichtig ist, und enthalten Mineralstoffe wie Kalium und Kalzium. Kalium senkt den Blutzuckerspiegel und fördert das Zellwachstum.

... und gesund

Zu den verschiedenen Flavonoiden und Sirtuinaktivatoren, die in Zitrusfrüchten nachgewiesen wurden, gehören unter anderem Hesperidin, Quercetin ▸ siehe Seite 17, Diosmin, Naringenin und Rutin. Diese sekundären Pflanzenstoffe verbessern die Aufnahme von Vitamin C. Untersuchungen zeigen die positive Wirkung der Zitrus-Bioflavonoide auf die Durchlässigkeit der feinen Kapillargefäße und die Durchblutung. Sie geht vor allem auf die deutlich entzündungshemmende Wirkung dieser sekundären Pflanzenstoffe zurück, die auch für sauerstoffaufnehmendes Gewebe und einen normalen Blutdruck wichtig sind. Ebenso tragen sie dazu bei, Schwellungen und venöse Stauungen zu verringern, und helfen bei Wassereinlagerungen (Ödemen). Zusätzlich verbessern sie die Atmung und regen den Fettstoffwechsel an.

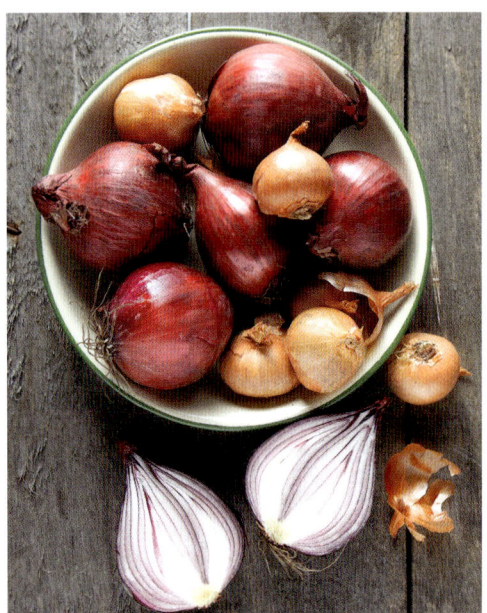

Zwiebeln lassen sich sehr gut lagern und sind ein wichtiger Vitamin-C-Lieferant.

Zwiebeln

In der Medizingeschichte ist die Verwendung von Zwiebeln, Knoblauch ▶ siehe Seite 58–59 und anderen Verwandten aus der Allium-Familie legendär. Zwiebeln gehören außerdem zu den am besten dokumentierten pflanzlichen Heilmitteln überhaupt. Der große Heiler des Mittelalters, Paracelsus, war davon überzeugt, dass eine Zwiebel ebenso viel wert sei wie eine ganze Apotheke. In allen großen Kulturen genoss die Zwiebel einen ausgezeichneten Ruf als Nah-

rungs- und Heilmittel gleichermaßen. Diese Sicht auf Lebensmittel und die Wiederentdeckung beziehungsweise Integration verschiedener Esskulturen in unsere Ernährungsweise wollen wir mit Sirtfood fördern.

Heilmittel mit Geschichte

Zwiebeln und Knoblauch wurden wohl bereits vor 5000 Jahren in Zentralasien und im Vorderen Orient angebaut und breiteten sich dann allmählich über die Handelswege im Mittelmeerraum aus. In der Küche sind Zwiebeln wegen ihres speziellen, scharfen Aromas beliebt. Doch wie kann ein eigentlich geruchloses Lebensmittel einen so starken, tränentreibenden Duft und Geschmack entwickeln? Dies liegt am hohen Gehalt verschiedener Schwefelverbindungen und chemischen Veränderungen in der Zwiebelhaut, die entweichen, wenn sie verarbeitet wird. Denn die Moleküle, die in der Zwiebel antientzündlich und krebshemmend wirken, werden erst durch Schneiden, Zerdrücken und Kauen des Gemüses freigesetzt. Hierfür ist das Molekül Propanthial-Sulfoxid verantwortlich. Das ist sehr gut wasserlöslich, weshalb es bei starkem Tränen der Augen während des Zwiebelschneidens hilft, die Knolle kurz unter fließendes Wasser zu halten.

Eine große Familie

• Enger Verwandter der Zwiebel ist der Knoblauch *(allium sativa)*, das am weitesten verbreitete Würzmittel der Welt.

- Die aus Eurasien stammende Zwiebel (*allium cepa*) jedoch war wesentlicher Bestandteil der ägyptischen Hochkultur, Symbol für Intelligenz im alten China und Basislebensmittel im Europa des Mittelalters. Im Handel sind sie als braune Haushaltszwiebeln, milde Gemüsezwiebeln und ebenfalls milde rote Zwiebeln erhältlich.
- Schalotten sind dem Knoblauch ähnlicher als der Zwiebel, da ihre Knollen aus mehreren Zehen bestehen, die jeweils mit einer Haut überzogen sind.
- Lauch und Frühlingszwiebeln schmecken deutlich milder und feiner und stammen ursprünglich aus dem mediterranen Raum. Sie sind roh von allen Zwiebelverwandten am besten verträglich.

Das steckt drin

Ein Bestandteil sind Fruktane, das sind wasserlösliche Mehrfachzuckerketten (Oligo- und Polysaccharide), die das Gemüse vor dem Austrocknen schützen. Menschen mit einem empfindlichen Darm bekommen ihre Wirkung in Form von Blähungen zu spüren. Zwiebeln sind Hauptlieferanten des potenten Pflanzenstoffs und Sirtuinaktivators Quercetin ▸ siehe Seite 17, dessen Anteil bis zu 50 mg pro 100 Gramm betragen kann. Zudem befinden sich in einer Zwiebel antioxidativ wirkendes Vitamin C, Vitamin B_8 und B_7 (wichtig für den Eiweißstoffwechsel und für Aufbauprozesse im Körper sowie für Blut, Haut, Haare und Nerven), Kalium (für

Muskeln und Nerven) sowie zehn Prozent des empfohlenen Tagesbedarfs an Schwefel. Dieser wirkt entgiftend, schützt die Leber und stärkt die Darmflora.

In der roten Zwiebel sind noch weitere Polyphenole enthalten, vor allem Anthocyane ▸ siehe Seite 55, die auch für die rote Farbe verantwortlich sind. Sie wirken entzündungshemmend und schützen die Blutgefäße. Wenn Sie Zwiebeln schälen, denken Sie daran, dass die Polyphenole vor allem in den äußeren Ringen stecken. Wenn Sie die entfernen, gehen Ihnen pro roter Zwiebel etwa 20 Prozent Quercetin und fast 75 Prozent ihrer Anthocyane durch die Lappen.

TIPP

NARBENSCHUTZ

Noch heute setzen Hautärzte bei wuchernden Narben auf Zwiebelextrakt, weil er abschwellend und entzündungshemmend wirkt. Außerdem hemmen Salben mit diesem Wirkstoff ein überschießendes Bindegewebswachstum und verfügen über keimtötende und regenerationsfördernde Eigenschaften. Die Zwiebelextrakte wirken so gut, dass sie sogar in die offiziellen medizinischen Leitlinien zur Behandlung von Narben aufgenommen wurden.

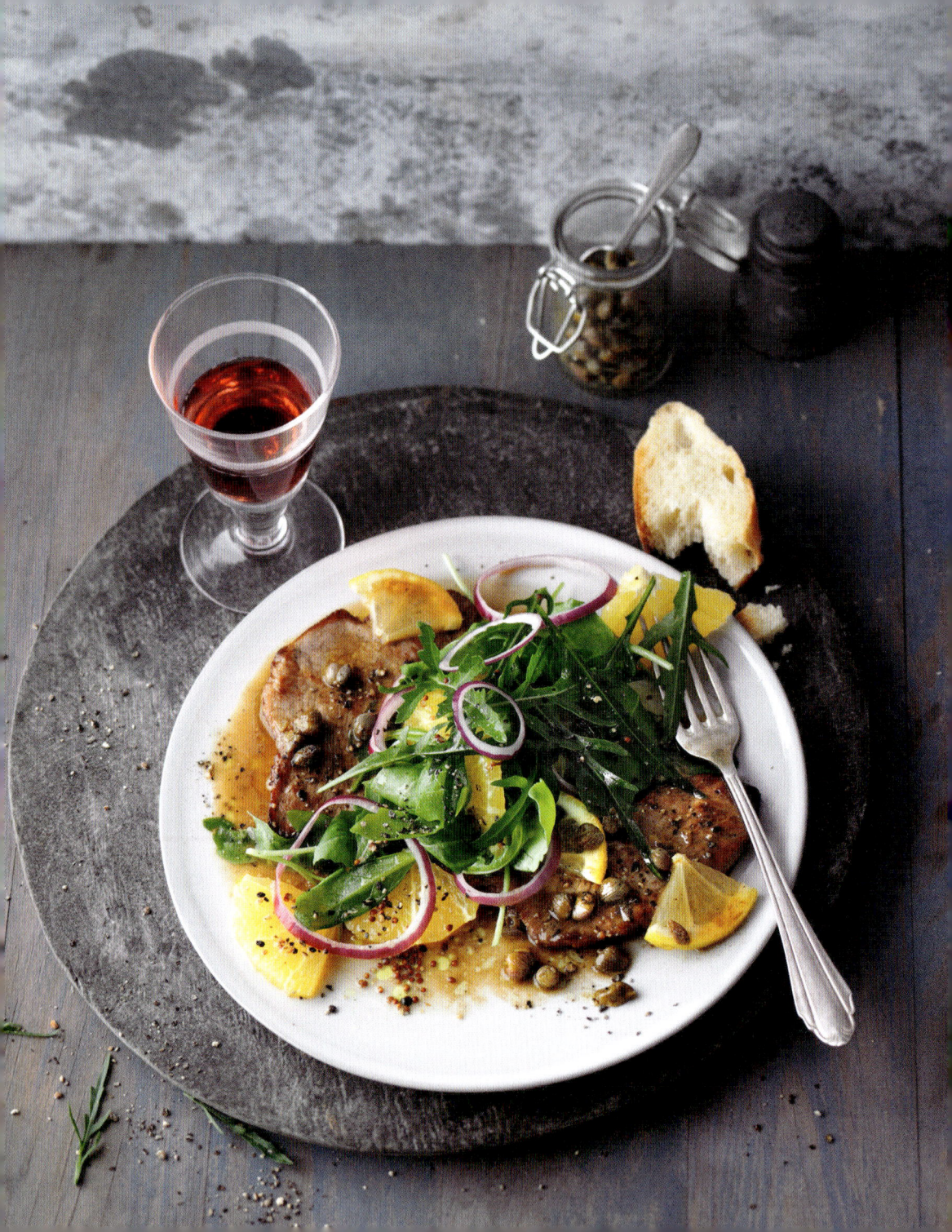

REZEPTE FÜR DAS 2-WOCHEN-PROGRAMM

ABNEHMEN MIT SIRTFOOD FUNKTIONIERT GANZ EINFACH:
DIE GERICHTE SCHMECKEN WUNDERBAR UND DIE
KLUGE AUSWAHL DER ZUTATEN WIRKT SICH POSTIV AUF IHRE
GESUNDHEIT UND SCHÖNHEIT AUS.
SIE KÖNNEN SICH KONSEQUENT LOW-CARB ERNÄHREN ODER
KOHLENHYDRAT-BEILAGEN WÄHLEN.

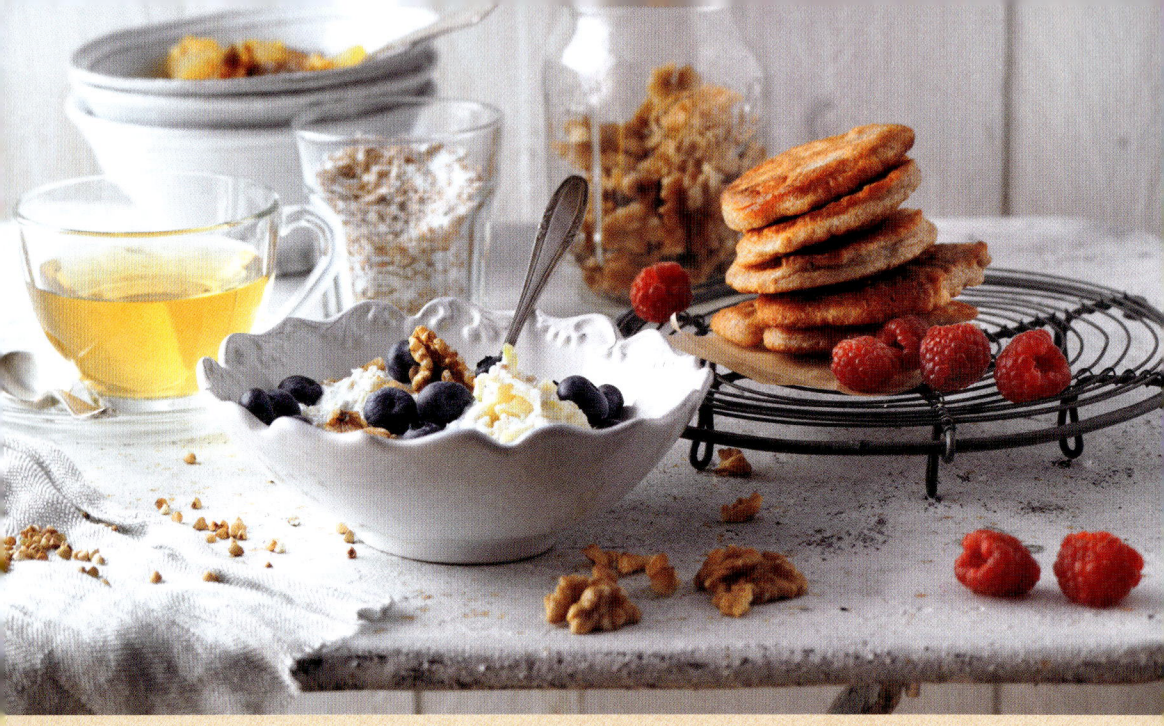

MIT POWER DEN TAG BEGINNEN!

Es gibt Menschen, die brauchen kein Frühstück und starten munter in den Tag. Für andere ist das Frühstück die wichtigste Mahlzeit des Tages, weil sie erst nach einer Tasse Kaffee, einem Müsli oder Porridge mit frischen Früchten oder einem leckeren Smoothie fit und energiegeladen in den Tag starten können. Mit den Rezepten auf den folgenden Seiten steigen Sie in die raffinierte und frische Sirtfood-Welt ein.

Guten Appetit!

Die erste Mahlzeit des Tages ist leicht und dennoch ballaststoffreich und enthält besonders viele wertvolle Nährstoffe. Das mag Ihr Darm und Sie sind gut gesättigt, sodass Sie erst mittags wieder hungrig werden. Gleichzeitig versorgt Sie das Sirtfood-Frühstück mit einer extragroßen Portion an Sirtuinaktivatoren – und schmeckt!

Gute Planung ist alles und hilft beim Abnehmen. Diese Sirtfood-Lebensmittel sollten Sie immer vorrätig haben.

BUCHWEIZENPRODUKTE

Buchweizenflocken: ähnlich wie Haferflocken, allerdings kräftiger im Geschmack und kerniger im Biss

Buchweizenbulgur: lässt sich ebenso wie Weizenbulgur zubereiten, schmeckt aber intensiver, nussiger und ist etwas weicher in der Konsistenz

Gepuffter Buchweizen (Buchweizenpops): in ungesüßter Form eine Bereicherung der morgendlichen Müslischüssel

Buchweizenmehl: perfekt für Menschen, die Gluten schlecht vertragen, allerdings ohne die positiven Backeigenschaften von Weizenmehl. Wer Gluten verträgt, mischt es zum Backen mit Weizen- oder Dinkelmehl.

Soba-Nudeln: Die japanischen Buchweizennudeln gibt es in Asia-, aber auch in vielen Biogeschäften; immer die Packungsangaben lesen: Es gibt Nudeln aus reinem Buchweizenmehl oder gemischt mit Weizenmehl.

SOJAPRODUKTE

Tofu: Es gibt feste Sorten und weichen Seidentofu, der sich gut für Saucen, Dips und Süßspeisen eignet.

Räuchertofu, evtl. Curry-Mango-Tofu: Hier gibt es noch weitaus mehr Varianten von aromatisiertem Tofu.

Tiefkühl-Edamame: grüne Sojabohnen, aus dem Asia-oder Bioladen

Sojadrink: aus Sojabohnen, kann anstelle von Milch verwendet werden

Misopaste: Die kräftige Würzpaste aus fermentierten Bohnen und Getreide gibt es von mild und leicht süßlich bis kräftig herb und hell bis dunkel.

Sojasauce: die kräftige Allroundwürze gibt es süß und salziger, glutenfrei (Tamari)

NÜSSE

Cashewkerne: gibt es für Saucen und Dips auch günstig als »Cashewnussbruch«

Cashew-Mus (ungesüßt): macht Saucen, Dips und Smoothies cremiger und eignet sich als Brotaufstrich und Butterersatz

Walnusskerne: immer kühl und dunkel aufbewahren, da sie schnell ranzig werden. Toll: ein Fläschchen Walnussöl, das man sparsam über Salat oder Speisen träufeln kann (nicht zum Kochen geeignet!)

Fortsetzung Vorräte ▶ siehe Seite 93!

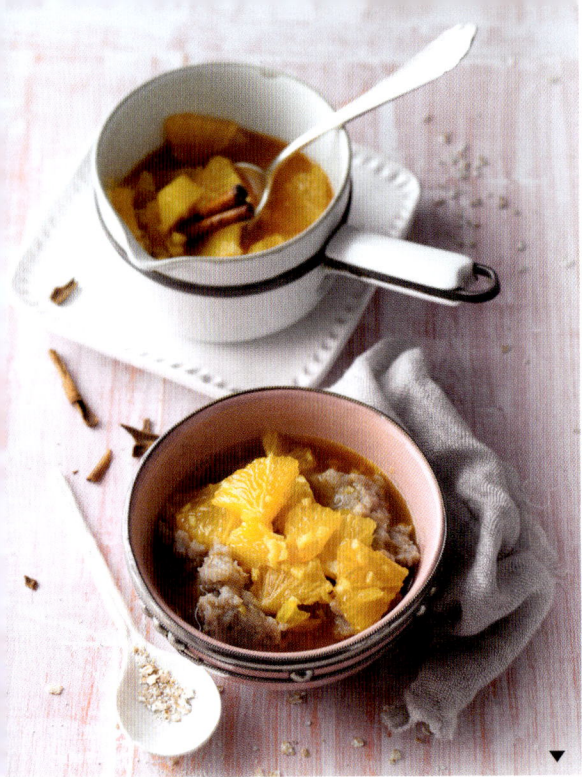

1 In einem Topf 500 ml Wasser aufkochen. Buchweizenflocken, 1 Prise Salz und Zimtpulver zugeben, aufkochen und dann bei schwacher Hitze 10–15 Min. zugedeckt köcheln lassen.

2 Inzwischen 1 Orange halbieren und den Saft auspressen. Von den übrigen Orangen die Schale samt weißer Haut abschneiden, den Saft ebenfalls auffangen. Orangen in Scheiben schneiden, dabei Kerne entfernen, die Scheiben vierteln. Ingwer schälen und fein würfeln.

3 Den Orangensaft mit Ingwer, Zimtstange und 1 EL Honig in einem Topf aufkochen und 3–4 Min. ohne Deckel stark einkochen lassen. Orangenviertel unterrühren, 1 Min. bei schwacher Hitze mitgaren, dann vom Herd nehmen.

4 Den übrigen Honig unter das Porridge rühren, auf zwei Schälchen verteilen und die warmen Orangen mit dem Garsud daraufgeben.

Vegan

BUCHWEIZEN-PORRIDGE MIT ORANGENKOMPOTT

70 g Buchweizenflocken | Salz | 1 TL Zimtpulver | 3 Orangen | 1 Stück Ingwer (ca. 1 cm) | ½ Stange Zimt | 2 EL Honig

Für 2 Personen | 15 Min. Zubereitung
Pro Portion ca. 265 kcal, 5 g E, 1 g F, 57 g KH

TIPP

Porridge, die englische Frühstücksspezialität, gibt ein herrlich wohlig warmes Gefühl im Magen und hält richtig schön lange satt. Man sollte den Brei nur bei kleiner Hitze eher ausquellen lassen als zu stark kochen, gelegentlich umrühren, damit nichts ansetzt, und je nach gewünschter Konsistenz noch etwas Wasser zugeben. Das Porridge schmeckt übrigens auch mit Apfelmus ▸ **siehe rechte Seite** oder einfach mit klein geschnittenen Früchten oder Beeren.

Für Genießer

BUCHWEIZEN-PANCAKES MIT APFELMUS

25 g Dinkelmehl (Type 630) | 25 g Buchweizen-
mehl | Salz | ⅓ TL Backpulver | 2 EL Milch |
1 Ei (Größe M) | 3 Äpfel (ca. 500 g) | 1 Dattel |
1 Stange Zimt | 1 EL Zitronensaft | 1 TL Sonnen-
blumenöl | 1 EL gehackte Walnusskerne

Für 2 Personen | 20 Min. Zubereitung |
30 Min. Ruhen
Pro Portion ca. 300 kcal, 8 g E, 12 g F,
38 g KH

1 Für die Pancakes beide Mehlsorten mit 1 Prise Salz und Backpulver mischen. Milch und Ei
zugeben und mit einem Schneebesen zu einem
glatten, zähen Teig verrühren. Anschließend zugedeckt 30 Min. ruhen lassen.

2 Für das Apfelmus die Äpfel schälen, vierteln,
den Stielansatz entfernen, die Viertel in Stücke
schneiden. Die Dattel halbieren und entsteinen,
Dattel anschließend in kleine Stücke schneiden.
Apfel- und Dattelstückchen mit 50 ml Wasser,
Zimtstange und Zitronensaft in einen Topf geben
und bei mittlerer Hitze in 10–15 Min. weich
dünsten.

3 Eine beschichtete Pfanne dünn mit Öl aus-
streichen. Den Teig in sechs Portionen hineingeben und jeweils zügig zu einem Plätzchen aus-
streichen. Sobald die Oberfläche fest ist und
sich Luftlöcher in ihr bilden, den Pancake wen-
den und fertig backen. Die Pancakes warm mit
dem lauwarmen Apfelmus servieren und mit gehackten Walnusskernen bestreuen.

TIPP

Die Pancakes sind das perfekte Verwöhn-
frühstück am Wochenende. Wer kein Mus kochen möchte, kann sie auch einfach mit einem Löffel Quark und frischen Früchten oder
Beeren genießen. Und für alle, die herzhafte
Pancakes bevorzugen: Dazu den Teig zusätzlich mit ein bis zwei Prisen Salz, etwas Pfeffer und nach Belieben mit 1–2 TL gehackten
Kräutern mischen. Diese Pancakes dann mit
frischem Salat und Kräuterquark servieren
oder als Beilage zu einer Gemüsepfanne.

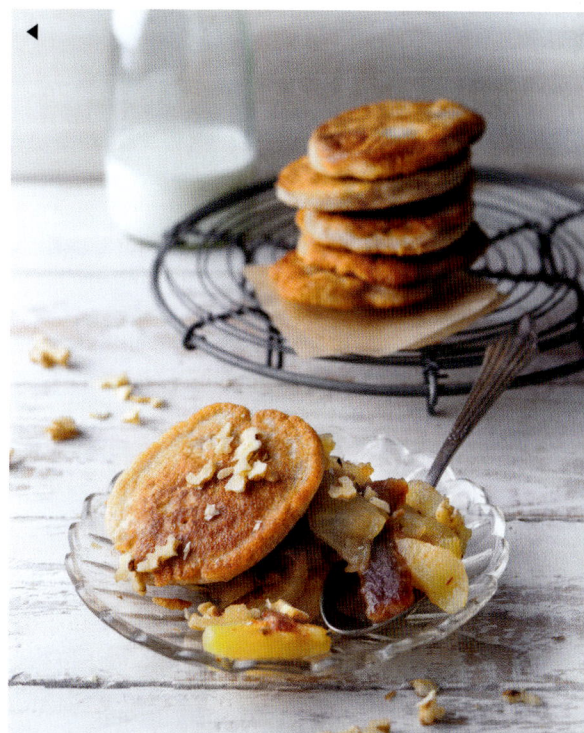

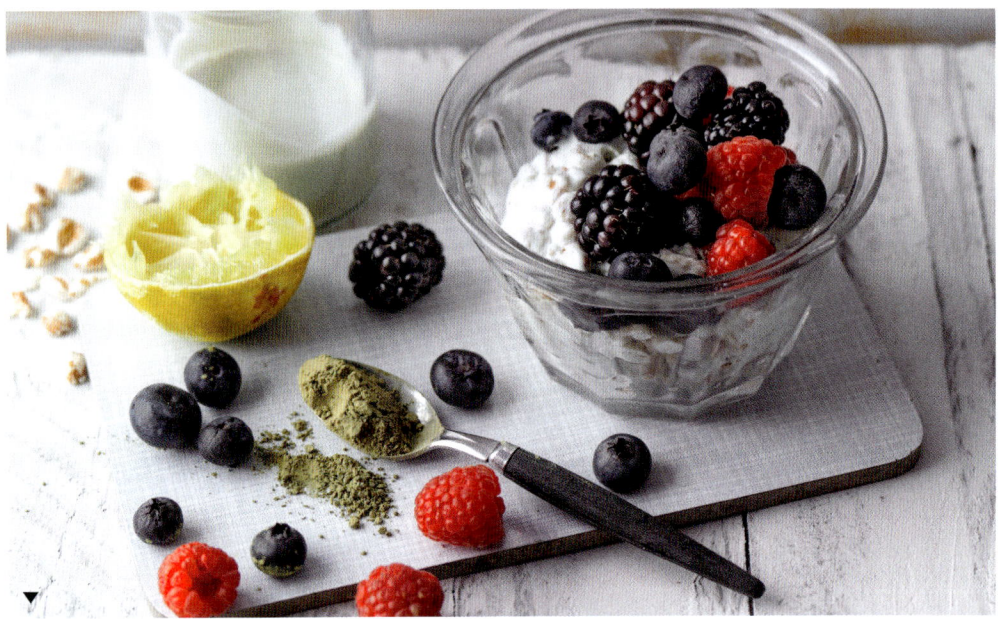

Vitaminbombe

BEERIGER MATCHA-JOGHURT

½ Bio-Limette | 2 TL Vollrohrzucker |
1 TL Matcha-Pulver | 300 g Joghurt (1,5 % Fett) |
250 g gemischte Beeren (frisch oder TK, z. B.
Brombeeren, Heidelbeeren, Himbeeren) |
50 g gepuffter Buchweizen

Für 2 Personen | 10 Min. Zubereitung
Pro Portion ca. 235 kcal, 8 g E, 4 g F,
41 g KH

1 Die Limette heiß waschen, abtrocknen, die
Schale fein abreiben und den Saft auspressen.
2 EL Limettensaft mit dem Vollrohrzucker verrühren, bis sich der Zucker vollständig aufgelöst
hat. Anschließend den Limetten-Zucker-Saft mit
der geriebenen Limettenschale und dem
Matcha-Pulver unter den Joghurt rühren.
2 Frische Beeren waschen und vorsichtig trocken tupfen. Die TK-Beeren sollten am Vortag
aufgetaut worden sein. Den gepufften Buchweizen unter den Joghurt mischen und in zwei
Gläser geben. Die Beeren darauf verteilen und
sofort servieren.

TIPP

Wer abnehmen will, sollte seinen Insulinspiegel niedrig halten und deshalb eher auf
Zucker verzichten. Eine süße Alternative ist
in diesem Fall Kokosblütenzucker, der das
Insulin deutlich weniger ansteigen lässt.

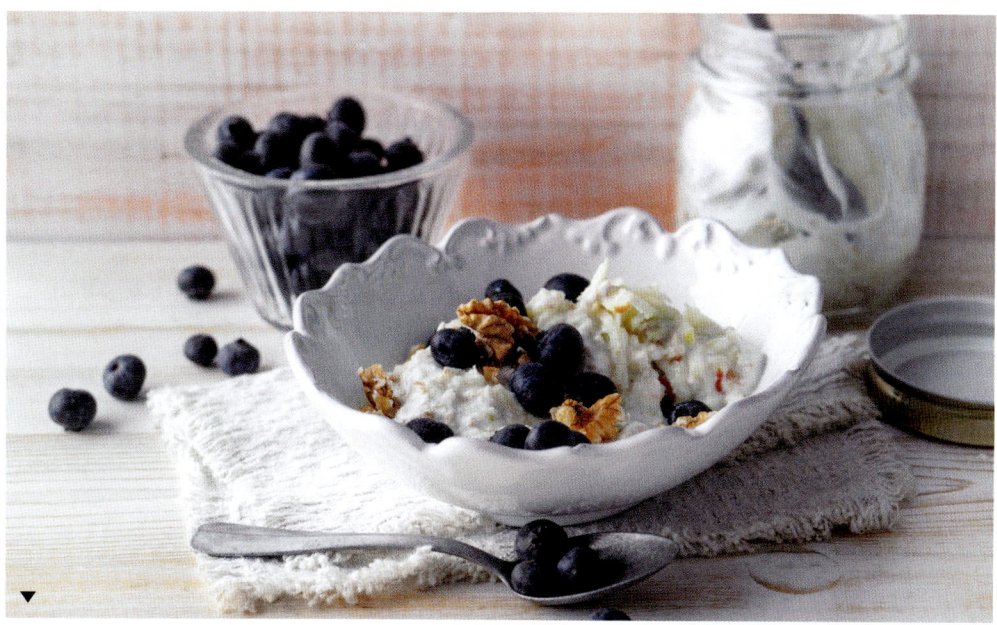

Zum Mitnehmen

OVERNIGHT-BIRCHERMÜSLI

70 g Buchweizenflocken | ½ TL Zimtpulver | 100 ml Milch | 100 g Joghurt (1,5 % Fett) | 2 Datteln | ½ Bio-Zitrone | 2 Äpfel | 25 g Walnusskerne | 125 g Heidelbeeren

Für 2 Personen | 10 Min. Zubereitung | 12 Std. Ruhen
Pro Portion ca. 350 kcal, 9 g E, 12 g F, 48 g KH

1 Bereits am Vortag die Buchweizenflocken mit Zimt, Milch und Joghurt mischen und in zwei Schraubgläser füllen. Die Dattel halbieren, entsteinen, hacken, auf beide Gläser verteilen und untermischen. Beide Müslis über Nacht verschlossen im Kühlschrank aufbewahren, damit sie durchziehen können.

2 Am folgenden Morgen die Zitrone heiß waschen, abtrocknen, die Schale fein abreiben und den Saft auspressen. Die Äpfel waschen, vierteln, die Kerngehäuse entfernen. Die Apfelviertel grob raspeln und sofort mit 2 EL Zitronensaft mischen, damit sie nicht braun werden. Apfelraspel und 2 Msp. Zitronenschale unter das Overnight-Müsli mischen.

3 Für das Finish die Walnüsse grob hacken. Die Heidelbeeren waschen und vorsichtig trocken tupfen. Die Overnight-Müslis mit den gehackten Walnüssen und den Heidelbeeren dekorieren und servieren.

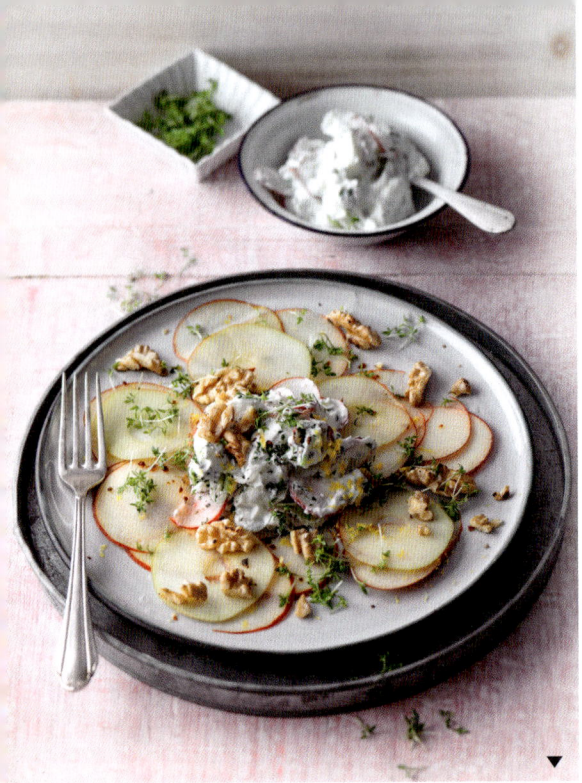

1 Die Walnüsse in einer beschichteten Pfanne rösten, bis sie leicht bräunen, abkühlen lassen und grob hacken. Die Zitrone heiß waschen, abtrocknen, die Schale abreiben, den Saft auspressen und mit 50 ml Wasser mischen.

2 Für den Frühlingsquark die Frühlingszwiebeln waschen, putzen und samt Grün in feine Ringe schneiden. Die Radieschen waschen, putzen und in Scheiben schneiden. Beides mit den Kräutern unter den Quark rühren, evtl. 2–3 EL Wasser oder Mineralwasser unterrühren. Mit Salz, Pfeffer, Chiliflocken und 3 Msp. Zitronenschale abschmecken.

3 Die Äpfel waschen, das Kerngehäuse mit einem Apfelausstecher herauslösen. Die Äpfel in dünne Ringe schneiden oder hobeln und sofort mit Zitronenwasser beträufeln. Anschließend auf zwei Tellern auslegen.

4 Den Frühlingquark in die Mitte auf das Apfelcarpaccio geben. Die Kresse vom Beet schneiden und das Apfelcarpaccio mit Walnüssen und Kresse bestreut servieren.

Muntermacher

APFELCARPACCIO MIT FRÜHLINGSQUARK

20 g Walnusskerne | ½ Bio-Zitrone | 2 Frühlingszwiebeln | 6 Radieschen | 2 EL gemischte TK-Kräuter | 250 g Magerquark | Salz | Pfeffer | 2 Msp. Chiliflocken | 2 Äpfel | 1 Beet Kresse

Für 2 Personen | 15 Min. Zubereitung
Pro Portion ca. 230 kcal, 21 g E, 8 g F, 17 g KH

TIPP

Sollten Sie bei einem Marktbummel im Frühjahr frische Kräuter im Bund und speziell Kräuter für »Grüne Sauce« mit viel Schnittlauch, Kresse, Kerbel, Petersilie und Sauerampfer entdecken, greifen Sie unbedingt zu. Sie sorgen nicht nur für noch mehr Aroma, sondern auch noch für jede Menge knackfrische Vitamine.

Kalorienarm

ASIA-RÜHREI MIT MUNGBOHNENSPROSSEN

3 Eier | Salz | Pfeffer | 60 g Mungbohnen-
sprossen | 2 Frühlingszwiebeln | 1 EL Olivenöl |
1 EL Sojasauce | 2 Msp. Chiliflocken
(nach Belieben)

Für 2 Personen | 10 Min. Zubereitung
Pro Portion ca. 180 kcal, 11 g E, 14 g F,
2 g KH

1 Die Eier verquirlen und anschließend mit
Salz und Pfeffer leicht würzen. Die Mungboh-
nensprossen in einem Sieb kalt abbrausen und
dann abtropfen lassen. Die Frühlingszwiebeln
waschen, putzen und den weißen sowie grünen
Teil voneinander getrennt in sehr feine Ringe
schneiden.
2 In einer kleinen, beschichteten Pfanne das
Olivenöl erhitzen und zunächst die weißen Zwiebelringe darin anbraten. Dann die Mungboh-
nensprossen zufügen, unter Rühren kurz mitbra-
ten und mit der Sojasauce ablöschen. Den
Pfanneninhalt weiterrühren, bis die gesamte
Flüssigkeit verdampft ist.
3 Die verquirlten Eier darübergießen und bei
mittlerer Hitze garen, bis sie vollständig ge-
stockt sind. Dabei immer wieder mit einem
Holzlöffel zusammenschieben.
4 Mit Zwiebelgrün und nach Wunsch mit
Chiliflocken bestreuen und servieren.

TIPP

Sprosse ist nicht gleich Sprosse: Mung-
bohnensprossen gibt es in der Frischetheke
für Gemüse, wo sie meist als Keimlinge an-
geboten werden, mit langem weißem Stiel
und den ersten sich bildenden Blättchen.
Ebenfalls im Angebot sind aber auch kleine
Babysprossen, bei denen sich gerade erst
ein Keim aus der Bohne gebildet hat. Die
Babysprossen sind härter als die zarten langen Sprossen und sollten daher etwas länger
gegart werden.

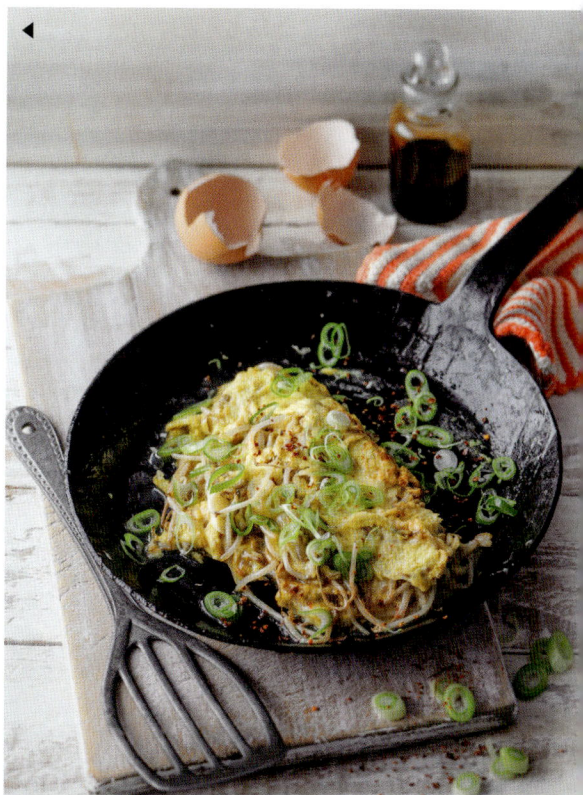

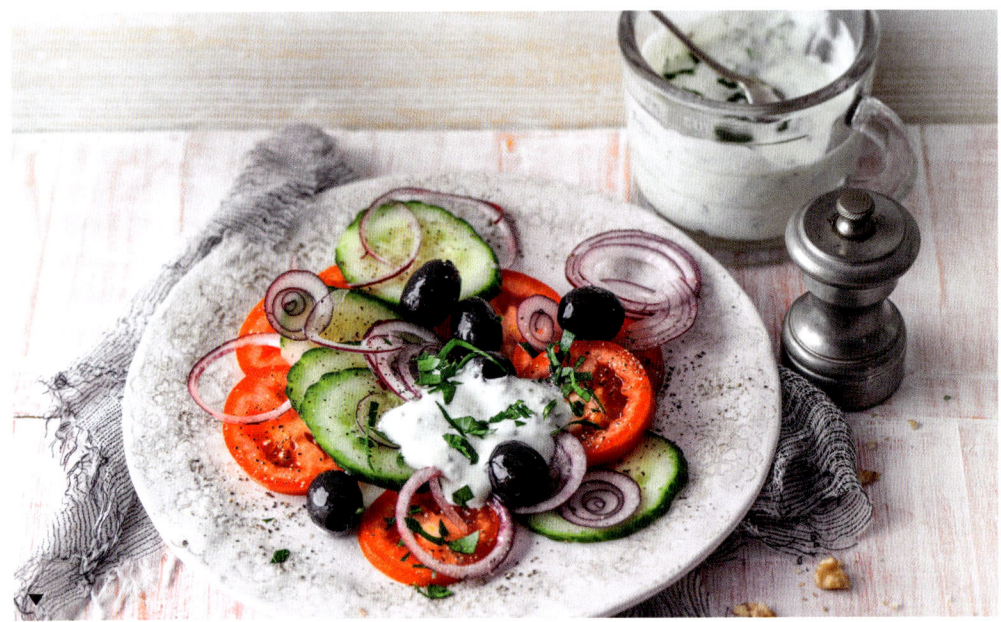

Mediterran

TÜRKISCHES FRÜHSTÜCK

30 g glatte Petersilie | ½ Bio-Zitrone | 5 Walnusskerne | 60 g Schafskäse (9 % Fett) | 1 EL Joghurt | 1 EL Olivenöl | Salz | Pfeffer | ⅓ TL gemahlener Kreuzkümmel | 1 kleine Bio-Salatgurke | 3 Tomaten | 1 kleine rote Zwiebel | 6 schwarze Oliven

Für 2 Personen | 15 Min. Zubereitung
Pro Portion ca. 240 kcal, 9 g E, 19 g F, 9 g KH

1 Die Petersilie waschen, trocken schütteln und grob hacken. Die Zitrone heiß abwaschen, abtrocknen und die Schale abreiben. Walnüsse grob hacken und Feta grob zerbröckeln. Beides mit Petersilie, Zitronenschale, Joghurt und Olivenöl im Blitzhacker pürieren. Mit Salz, Pfeffer, Kreuzkümmel und 2–3 Spritzern Zitronensaft abschmecken.

2 Die Gurke waschen und in dicke Scheiben schneiden. Die Tomaten waschen und quer in Scheiben schneiden. Die Zwiebel schälen und in Ringe schneiden. Das Gemüse auf zwei Tellern anrichten, mit Salz und Pfeffer würzen, mit den Oliven und Zwiebelringen garnieren und zusammen mit dem Petersilien-Dip servieren.

TIPP

Ganz stilecht genießen Sie das Frühstück mit einem kleinen Stück türkischem Fladenbrot.

SIRT-GETRÄNKE

Trinken Sie immer ausreichend, denn Wasser ist lebenswichtig für unseren Organismus. Ohne Flüssigkeit geht gar nichts!

Über das Trinken ersetzen wir Körperflüssigkeit, denn um leistungsfähig und gesund zu bleiben, muss der prozentuale Wasseranteil in unserem Organismus immer konstant sein. Wer kalorienfreie Getränke wie Wasser und Tee bevorzugt, beugt außerdem Übergewicht vor.

WASSER MARSCH!

Leitungswasser ist die Empfehlung Nr. 1. Dem Gesetz nach gilt Leitungswasser als Lebensmittel, unterliegt der Trinkwasserverordnung und muss hygienisch und chemisch vollkommen einwandfrei sein. Die Wasserqualität in Deutschland ist in den meisten Regionen sehr gut. Erkundigen Sie sich bei Ihrem Wasserwerk.

Mineralwasser gewinnt man aus natürlichen oder künstlich erschlossenen Quellen, die ihren Ursprung in von Verunreinigungen geschützten Quellen haben. Sein Gehalt an Mineralstoffen, Spurenelementen und Co. muss eine ernährungsphysiologische Wirkung aufweisen. Natürliches Mineralwasser darf nur als solches bezeichnet werden, wenn es amtlich anerkannt wurde.

TIPPS FÜR DEN TRINKALLTAG

Sorgen Sie für ausreichende Flüssigkeitszufuhr. Entsprechend Ihrer körperlichen Belastung und der jeweiligen Witterungsverhältnisse sollten Sie immer genug trinken. Das ist auch eine Frage der Organisation: Stellen Sie am Morgen schon Ihre Tagesmenge bereit und haben Sie, wo Sie gehen und stehen, eine Trinkflasche dabei. Ein Glas Wasser zum Essen sorgt dafür, dass man sich schneller satt fühlt. Mit einem Spritzer Zitronensaft, frischem Ingwer oder etwas Pfefferminze können Sie Wasser auffpeppen. Ungesüßter schwarzer Kaffee ist ebenfalls zu empfehlen.

SCHNELL GEMACHT: SIRT-LIMONADE

Dazu ein Stück Ingwer (ca. 1 cm) schälen und in Scheiben schneiden, eine Bio-Limette halbieren, Saft einer Hälfte auspressen, die andere in Stücke schneiden. Limettenstücke, Limettensaft, Ingwer und zwei bis drei Stängel Pfefferminze mit 1 l Wasser oder Mineralwasser übergießen und über Nacht ziehen lassen. So haben Sie immer eine gesunde Limonade vorrätig!

MATCHA LATTE

500 ml Sojadrink | 1 Stange Zimt | 2 Sternanis |
1 TL Matcha-Pulver | Honig nach Belieben
(ersatzweise Ahornsirup)

2 Gläser | 8 Min. Zubereitung
Pro Portion ca. 80 kcal, 9 g E, 5 g F, 19 g KH

1 Sojadrink mit Zimtstange und Sternanis in
einem Topf ca. 5 Min. zugedeckt bei schwacher
Hitze köcheln lassen.
2 Vom Herd nehmen, Zimt und Anis herausfischen. Matcha-Pulver dazugeben und die Latte
mit einem Schneebesen schaumig aufschlagen,
nach Wunsch mit Honig oder Ahornsirup süßen.

GRÜNER SIRT-SMOOTHIE

120 g zarte Grünkohlblätter | 1 Grapefruit |
2 Datteln | 1 EL Cashew-Mus (ersatzweise
2 EL Cashewkerne)

2 Gläser | 8 Min. Zubereitung
Pro Portion ca. 135 kcal, 6 g E, 6 g F, 13 g KH

1 Den Grünkohl waschen und grob hacken.
Die Grapefruit schälen, so viel wie möglich von
der dicken weißen Haut entfernen, in Stücke
schneiden und die Kerne entfernen. Die Datteln
entkernen und klein schneiden.
2 Alle Zutaten mit 150 ml Wasser im Standmixer fein pürieren.

ROTER SIRT-SMOOTHIE

200 g Radicchio | 200 g blaue Trauben |
100 g TK-Himbeeren | 1 EL Kakao-Nibs

2 Gläser | 8 Min. Zubereitung
Pro Portion ca. 145 kcal, 3 g E, 5 g F, 21 g KH

1 Radicchio waschen, den Strunk herausschneiden, die Blätter grob hacken. Die Trauben
waschen und die Weinbeeren von den Stielen
zupfen. Die Himbeeren vorsichtig waschen und
trocken tupfen.
2 Gehackten Radicchio, Weinbeeren und Himbeeren mit 250 ml Wasser im Standmixer fein
pürieren.

KURKUMA LATTE

1 Stück Ingwer (ca. 1 cm) | 1 Stück Kurkuma
(ca. 1 cm) | 500 ml Sojadrink | 1/3 Vanille-
schote | 2 Datteln (nach Belieben)

2 Gläser | 10 Min. Zubereitung
Pro Portion ca. 135 kcal, 9 g E, 5 g F, 11 g KH

1 Ingwer und Kurkuma schälen, grob hacken.
Vanilleschote längs aufschlitzen und das Mark
herauskratzen. Ingwer, Kurkuma und Vanille-
mark mit dem Sojadrink in einem Topf erhitzen
und zugedeckt 5 Min. köcheln lassen.
2 Inzwischen nach Belieben die Datteln entkernen, grob hacken und mit der warmen Milch im
Standmixer pürieren. Noch warm genießen.

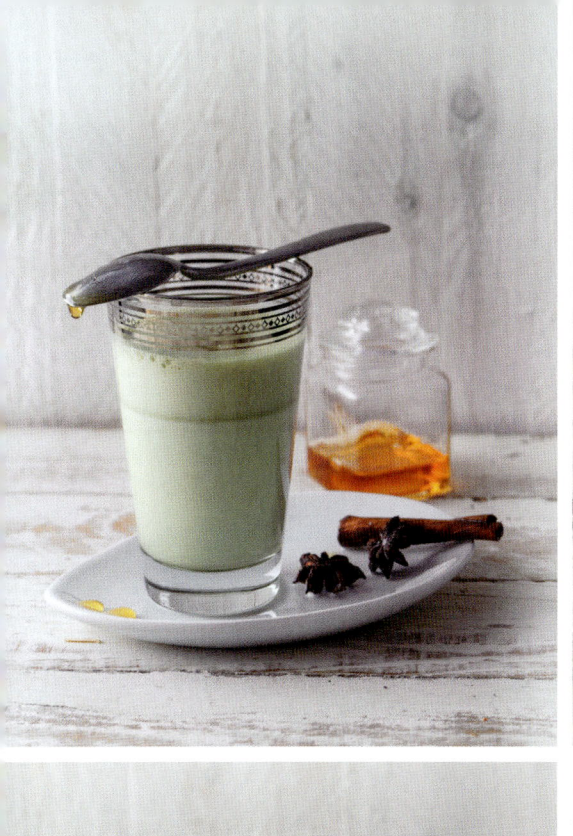
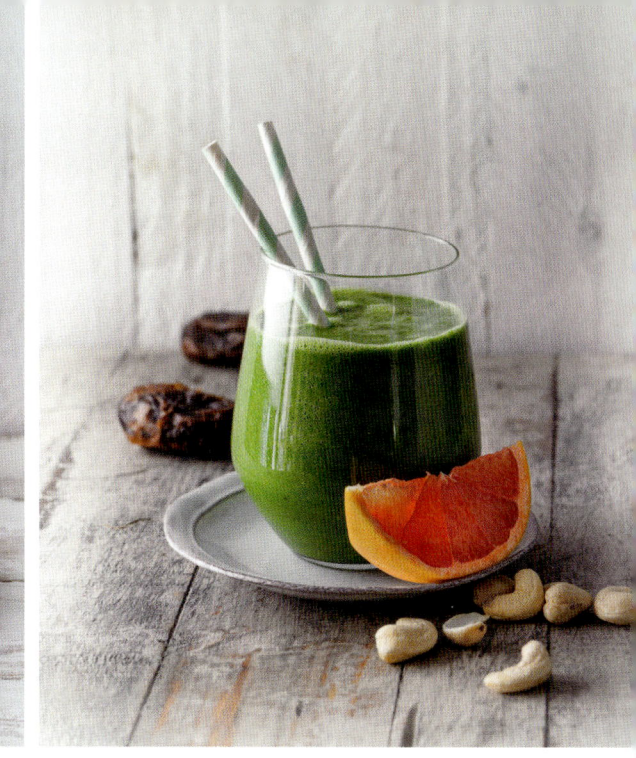
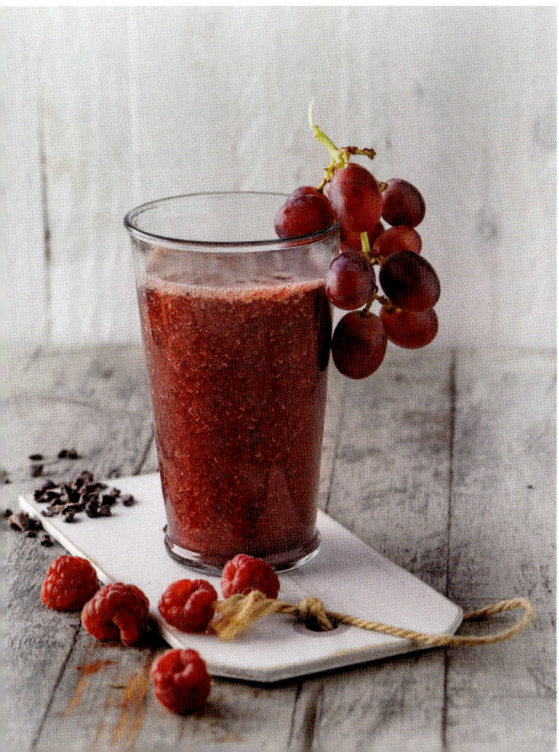
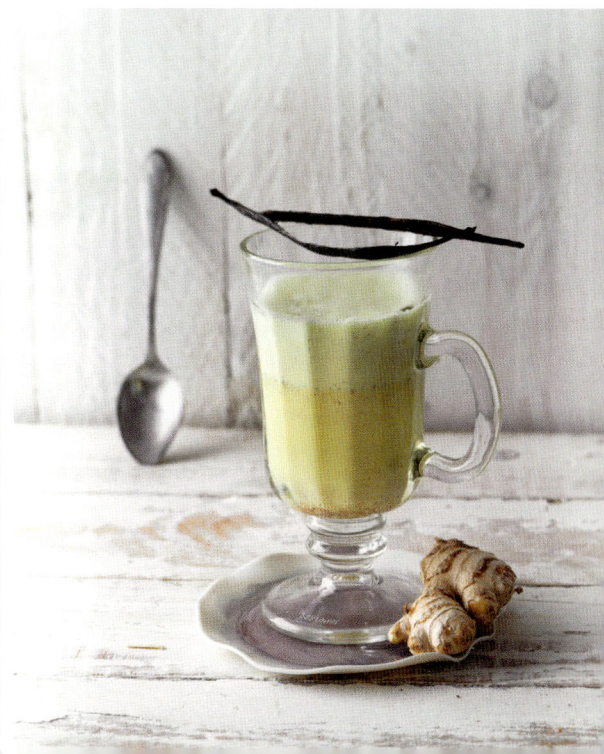

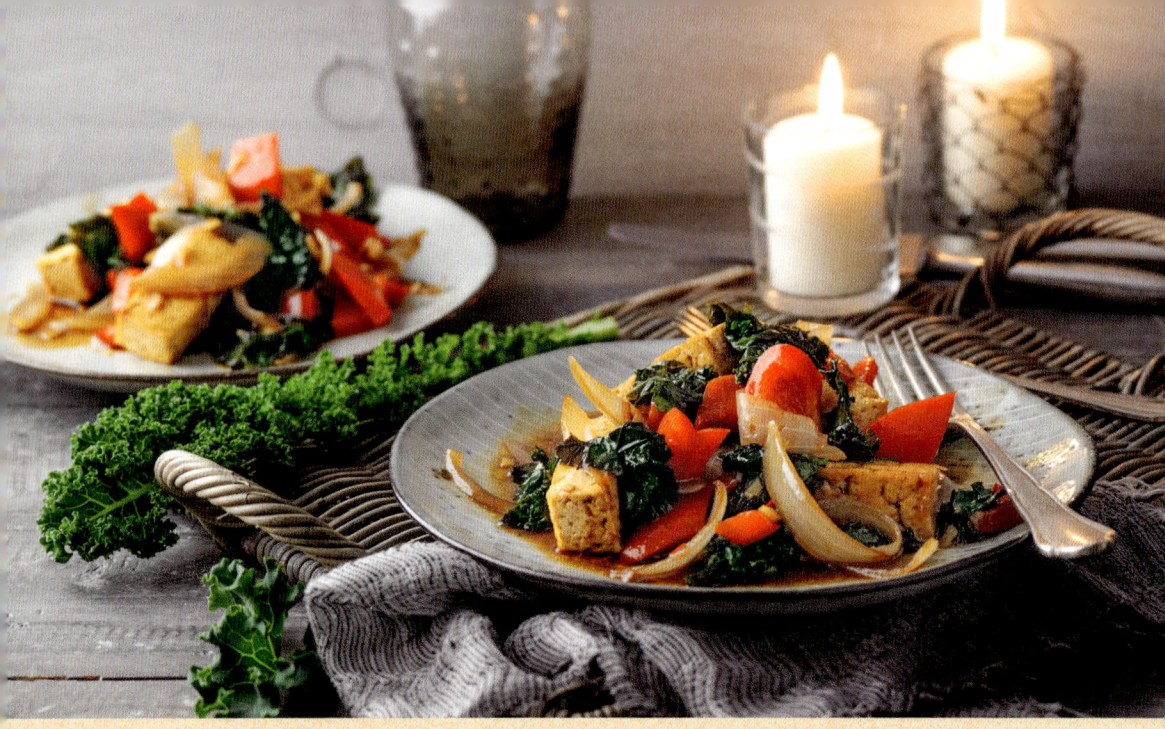

REZEPTE FÜR MITTAGS & ABENDS

Alle Rezepte auf den folgenden Seiten sind inspiriert von den gesündesten und feinsten Küchen der Welt. Sie finden asiatische Gerichte, aber auch solche aus dem Mittelmeerraum, völlig neu kreiert und mit Sirtfood verfeinert. Je nach Vorliebe können Sie die Mahlzeiten mittags oder abends genießen. Wenn Sie berufstätig sind, empfiehlt sich eine kalte Mahlzeit zum Mitnehmen und eine warme für abends.

Einfach gut!

Alle kalten Gerichte lassen sich ganz einfach am Abend vorbereiten, werden über Nacht im Kühlschrank aufbewahrt und morgens einfach mitgenommen. Wenn Sie möchten, können Sie natürlich auch zweimal warm essen. Folgen Sie einfach Ihren persönlichen Vorlieben und Ihren Zielen bei der Kombination der Mahlzeiten.

VORRAT TEIL 2

Neben den Sirt-Basics ist es immer gut, auch frisches Obst und Gemüse sowie alles, was einem Essen seine Raffinesse gibt, im Haus zu haben.

WÜRZIGES

Schwarze und grüne Oliven

Kapern: in Salzlake; Kapernäpfel

Zwiebeln: rote oder braune, aber auch milde weiße oder Schalotten; Frühlingszwiebeln

Knoblauch: frische, pralle Knollen wählen

Frische rote Chilischoten: bevorzugt die extrem scharfen Habanero-Chilis, aber auch kleine rote Chilis (aus dem Asialaden)

Ingwer: immer feste, pralle Knollen wählen

GEWÜRZE

Chiliflocken oder Chilipulver

Gemahlene Kurkuma oder Currypulver

Zimt als Stange und gemahlen

SALATE

Radicchio, Chicorée, Rucola

GEMÜSE

Knollen- und Staudensellerie, Grünkohl, Schwarzkohl, Rotkohl, Kohlrabi, Brokkoli

FRISCHES OBST

Äpfel, blaue Weintrauben, frische Beeren: Heidelbeeren, Himbeeren, Brombeeren (auch TK-Ware), Orangen, Zitronen, Limetten, Grapefruits – alles in Bio-Qualität

AUSSERDEM

Natives Olivenöl: auch Olivenöl zum Braten, das hoch erhitzt werden kann

Matcha-Pulver: zum Bestreuen von Desserts, Müslis, Shakes oder für Tee

Kakao-Nibs: passen auf viele Süßspeisen, Obstsalate, Müslis oder Smoothies

Rotwein: ein kleines Gläschen (Frauen: 100 ml, Männer 200 ml) zum Abendessen

Zartbitter-Schokolade: 1 Stückchen (25 g) täglich zum Genießen und Glücklichsein

SÄTTIGUNGSBEILAGEN

Carb-Beilagen: je 1 Scheibe Vollkornbrot (110 kcal, 22 g KH), Baguette (45 kcal, 9 g KH) oder Ciabatta (110 kcal, 23 g KH)

Warme Sirt-Beilagen: 40 g Soba-Nudeln (150 kcal, 29 g KH) nach Packungsangabe garen oder 35 g Buchweizenbulgur (125 kcal, 26 g KH). Dazu 150 ml Wasser aufkochen, salzen, Bulgur zufügen, aufkochen, dann bei kleiner Hitze 15–20 Min. zugedeckt garen und ausquellen lassen.

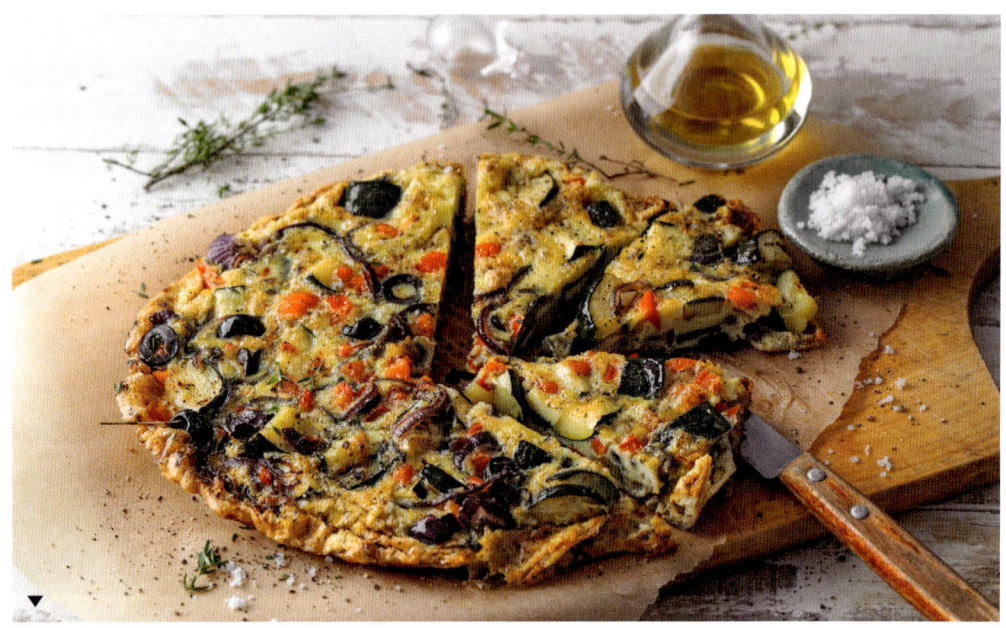

Vegetarisch

GEMÜSE-OLIVEN-TORTILLA

4 Eier | Salz | Pfeffer | 2 Msp. Chiliflocken |
1 Zucchino | 1 rote Spitzpaprika | 1 kleine rote
Zwiebel | 5 schwarze Oliven (entsteint) |
2 Zweige Thymian | 2 EL Olivenöl

Für 2 Personen | 15 Min. Zubereitung |
15 Min. Garen
Pro Portion ca. 320 kcal, 15 g E, 26 g F,
5 g KH

1 Den Backofen zunächst auf 180° vorheizen.
Währenddessen die Eier mit einem Schneebesen schaumig verquirlen und mit Salz, Pfeffer
und Chiliflocken würzen.

2 Zucchino und Paprika waschen und putzen.
Zucchino längs vierteln, Viertel in kleine Stücke
schneiden, Paprika klein würfeln. Zwiebel schä-
len, längs halbieren und in Scheiben schneiden.
Oliven in Ringe schneiden. Thymian waschen,
Blättchen abzupfen und hacken.

3 Olivenöl in einer kleinen ofenfesten Pfanne
erhitzen und darin die Zwiebel und das Gemüse
bei starker Hitze 3–4 Min. braten, bis alles leicht
bräunt. Mit Salz und Pfeffer würzen, Thymian
und Oliven zugeben und kurz durchrühren. Die
verquirlten Eier darübergießen, kurz erhitzen
und dann im heißen Ofen (Mitte) in ca. 15 Min.
stocken lassen. Herausnehmen und in Viertel
oder Achtel teilen. Die Tortilla schmeckt warm
oder kalt.

Mit Geflügel

PUTENBRUST-WRAP
MIT CURRYCREME

60 g Cashewkerne | 1 Stück Ingwer (ca. 1 cm) |
½–1 EL Currypulver | Salz | Pfeffer | 1 kleiner
Römersalat | 1 roter Apfel | 1 TL Zitronensaft |
2 Tortillas (Weizenfladen) | 4 Scheiben Puten-
brustaufschnitt (ca. 70 g)

Für 2 Personen | 15 Min. Zubereitung |
12 Std. oder über Nacht ruhen lassen
Pro Portion ca. 395 kcal, 14 g E, 17 g F,
45 g KH

1 Für die Currycreme die Cashewkerne über
Nacht in 250 ml Wasser einweichen. Am Morgen
in ein Sieb gießen und kalt abbrausen. Den frischen Ingwer schälen, zerschneiden und mit
den Cashewkernen, dem Currypulver und
4–5 EL Wasser im Blitzhacker zu einer feinen
Creme pürieren. Mit Salz und Pfeffer würzen.
2 Den Römersalat waschen, putzen, trocken
schleudern und in Streifen schneiden. Den Apfel
waschen, vierteln, Kerngehäuse entfernen, die
Apfelviertel klein würfeln und mit Zitronensaft
mischen. Putenbrust in Streifen schneiden.
3 Beide Weizen-Tortillas mit der Currycreme
bestreichen. Putenbruststreifen, Salat und Apfel-
würfel darauf verteilen und leicht mit Salz und
Pfeffer würzen.
4 Die Fladen straff zu Wraps aufrollen und an
einem Ende mit Pergamentpapier umwickeln,
damit nichts rausfallen kann.

MITNEHM-TIPP

Die Wraps sind ideal als Lunchsnack zum
Mitnehmen. Dazu einfach wie beschrieben
fertig rollen und anschließend straff in
Frischhaltefolie einwickeln.
Übrigens: Currypulver kann je nach Hersteller im Aroma und vor allem im Grad seiner
Schärfe sehr variieren. Also am besten erst
ein wenig davon mit den Cashewkernen mit-
mixen und die fertige Creme erst anschließend je nach persönlicher Vorliebe mit dem
Rest Currypulver abschmecken.

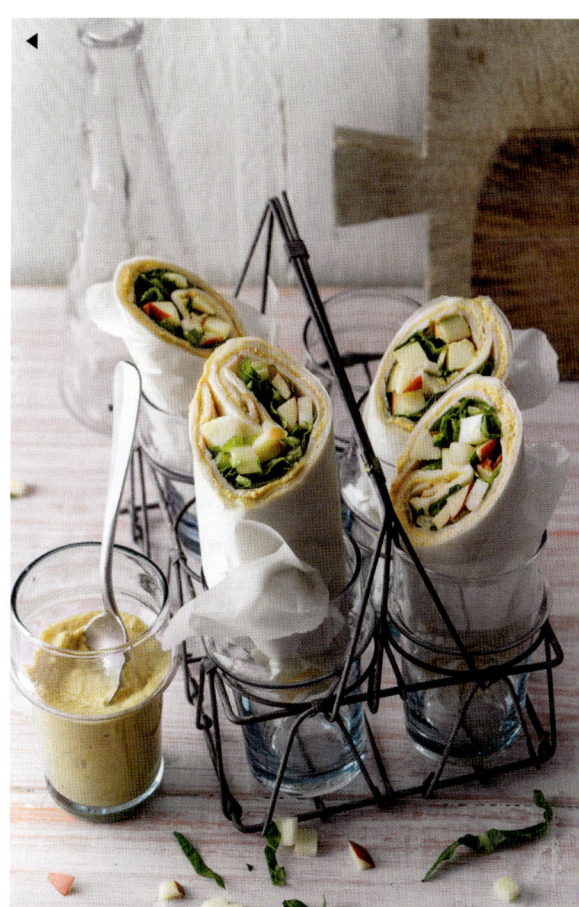

GEMÜSESTICKS MIT EDAMAME-DIP

2 Frühlingszwiebeln | 1 Knoblauchzehe |
1 Stück Ingwer (ca. 1 cm) | 1 EL Olivenöl |
180 g TK-Edamamebohnen | 180 ml Gemüse-
brühe | ½ TL Currypulver | Salz | Pfeffer |
400 g gemischtes Gemüse (z. B. Gurke, Möh-
re, Paprika, Staudensellerie) | Zitronensaft
zum Beträufeln

Für 2 Personen | 15 Min. Zubereitung
Pro Portion ca. 300 kcal, 15 g E, 17 g F,
20 g KH

1 Die Frühlingszwiebeln waschen, putzen, den
weißen und grünen Teil voneinander getrennt in
feine Ringe schneiden. Knoblauch und Ingwer
schälen und fein würfeln.

2 Das Olivenöl in einem Topf erhitzen und die
weißen Zwiebelringe und den Knoblauch darin
andünsten. Anschließend Edamame, Ingwer und
Gemüsebrühe zugeben und zugedeckt bei mittlerer Hitze 10 Min. kochen, gegen Garzeitende
mit Currypulver, Salz und Pfeffer würzen. Den
Topf dann vom Herd nehmen und den Topfin-
halt abkühlen lassen.

3 Die verschiedenen Gemüsesorten waschen,
putzen, gegebenenfalls schälen und in Sticks
oder Stücke schneiden. Die abgekühlte Edamame samt der Garflüssigkeit mit dem Pürierstab
pürieren. Nochmals mit Salz, Pfeffer und etwas
Zitronensaft abschmecken.

4 Zum Schluss das Zwiebelgrün unterheben
und mit dem Gemüse servieren. Wer will, isst
dazu eine Scheibe Baguette.

TIPP

Edamame, die grünen, jungen Sojabohnen,
bekommen Sie, als Schoten oder bereits
ausgepalt, tiefgefroren in Asia- und Bioläden. Wer will, kann die ganzen Schoten
ca. 5 Min. in Wasser kochen, abtropfen lassen und mit Meersalz bestreuen. Fertig ist
der perfekte Sirt-Snack: Einfach die ganze
Schote in den Mund stecken und die Bohnen
mit den Zähnen herauslösen!

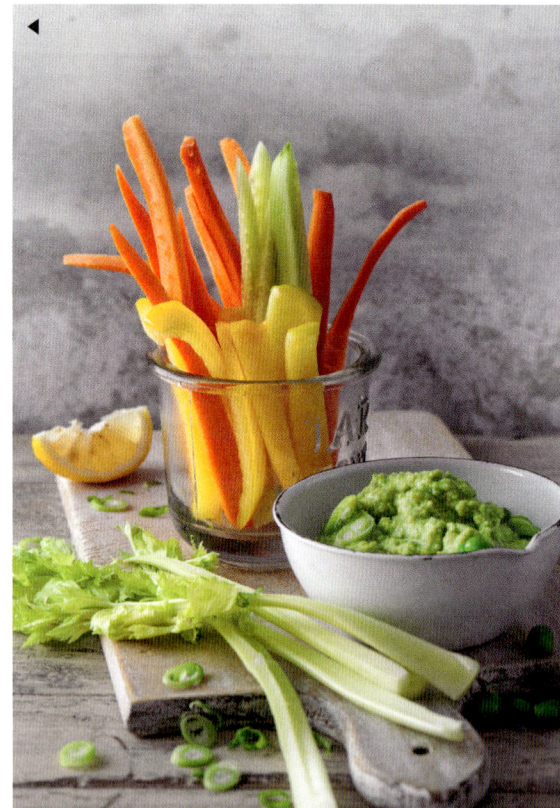

Roh

CROSTINI MIT TAPENADE UND RUCOLASALAT

1–2 Blätter Grünkohl (ca. 50 g) | 60 g schwarze
Oliven (entsteint) | 1 Knoblauchzehe |
1 Sardellenfilet (in Salzlake) | 1 TL Kapern |
¼ TL Kräuter der Provence | 2 EL Olivenöl |
Salz | Pfeffer | 1 Bund Rucola | 100 g Kirsch-
tomaten | 1 EL Aceto balsamico | 1 Vollkorn-
brötchen

Für 2 Personen | 15 Min. Zubereitung
Pro Portion ca. 310 kcal, 6 g E, 22 g F,
19 g KH

1 Den Grünkohl waschen, trocken schütteln,
die Blätter vom Strunk zupfen und klein schneiden. Die Oliven vierteln. Den Knoblauch schälen
und hacken, Sardellenfilet kalt abspülen und
klein schneiden. Alles mit Kräutern der Provence
und Olivenöl im Mixer oder Blitzhacker pürieren,
evtl. 1–2 EL Wasser zugeben und mit Salz und
Pfeffer würzen.

2 Rucola waschen, trocken schütteln, grobe
Stiele wegschneiden und die Blätter kleiner
schneiden. Tomaten waschen und halbieren,
dabei die Stielansätze entfernen. Rucola und
Tomaten mit Aceto balsamico, dem übrigen
Olivenöl, Salz und Pfeffer anmachen.

3 Das Vollkornbrötchen in dünne Scheiben
schneiden, die Scheiben im Toaster rösten, mit
der Tapenade bestreichen und zusammen mit
dem Rucolasalat servieren.

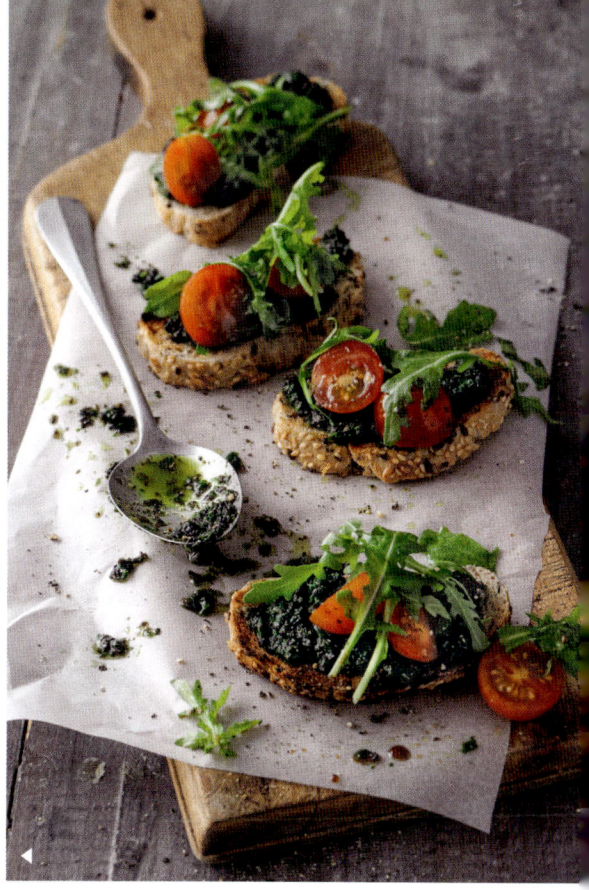

TIPP

Der besondere Clou an dieser Tapenade ist
der mitpürierte Grünkohl. Die Paste wird dadurch nicht ganz so cremig wie das südfran-
zösische Original, das nur aus Oliven besteht. Dafür ist es fettärmer, hat das Sirt-Plus
und trotzdem ein ganz besonderes Aroma.
Wer die Paste low-carb genießen möchte,
sollte sie einmal auf Ziegenfrischkäse versuchen. Oder haben Sie vielleicht sogar Lust
auf mehr Kohlenhydrate? Dann einmal anstelle von Pesto mit Nudeln mischen!

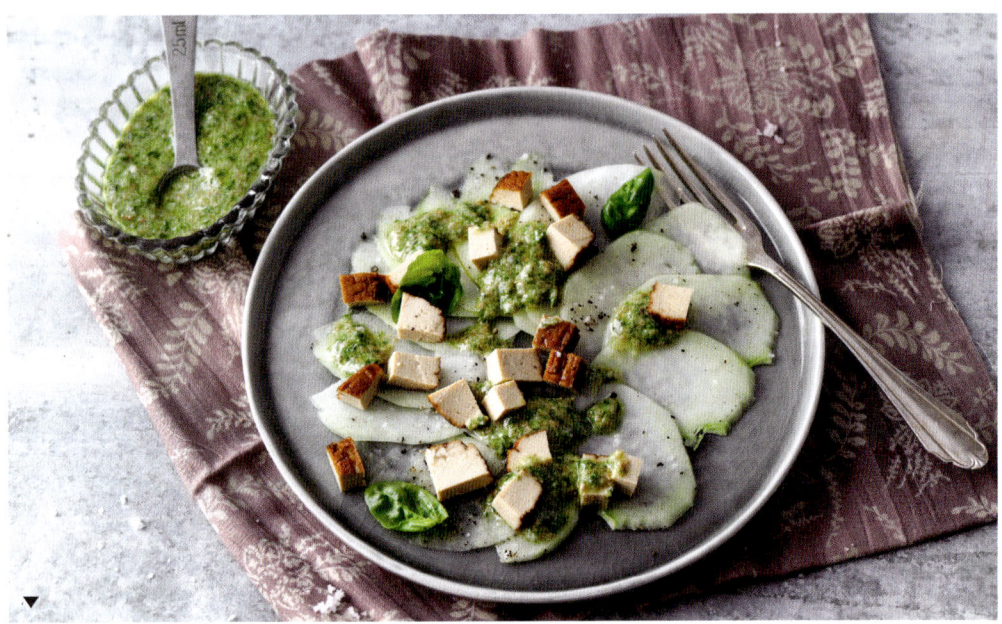

Mit Tofu

KOHLRABICARPACCIO MIT SALSA VERDE

½ Scheibe Toastbrot | 1 ½ EL Zitronensaft |
2 Sardellenfilets (in Salzlake) | 30 g Rucola |
15 g Basilikum | 15 g Petersilie | 1 EL Kapern |
1 TL Senf | 4 EL Olivenöl | Salz | Pfeffer |
2 Kohlrabis | 150 g Räuchertofu

Für 2 Personen | 20 Min. Zubereitung
Pro Portion ca. 370 kcal, 17 g E, 28 g F,
13 g KH

1 Toast zerzupfen, in einen hohen Rührbecher
geben und mit Zitronensaft und 2 EL Wasser
tränken. Sardellen mit Wasser abspülen, fein
zerschneiden. Rucola und Kräuter waschen, trocken schütteln, Blätter abzupfen, hacken und
mit Sardellen, Kapern, Senf und Olivenöl in den
Rührbecher geben. Mit dem Pürierstab fein pürieren und mit Salz und Pfeffer würzen.

2 Kohlrabi schälen und in feine Scheiben hobeln. Fächerartig auf zwei Tellern auslegen,
leicht salzen und pfeffern. Tofu in Stücke schneiden und auf dem Kohlrabi verteilen, mit der Salsa verde beträufeln und servieren.

MITNEHM-TIPP

Salsa verde in ein Schraubglas füllen und
die übrigen Zutaten erst kurz, bevor sie
gegessen werden sollen, aufschneiden.

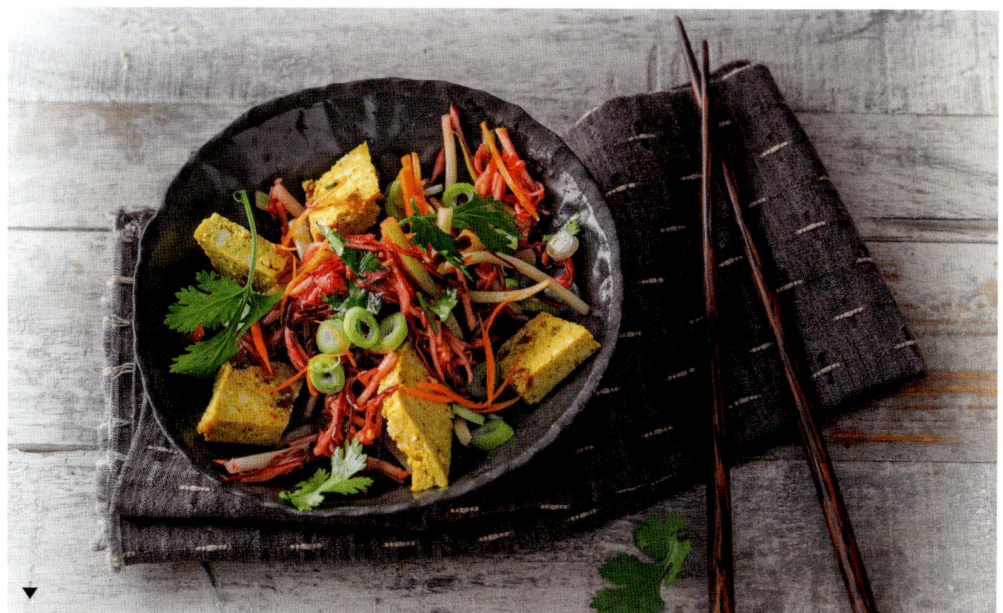

Vegan

ASIA-COLESLAW

½ kleiner Rotkohl (ca. 250 g) | ½ TL Salz |
1 Möhre | 1 kleiner Apfel | 1 Stange Stauden-
sellerie | Saft von 1 Limette | 1 Stück Ingwer
(ca. 2 cm) | 1 kleine rote Chilischote |
½ TL Rohrohrzucker | 1 EL Olivenöl | 2 Früh-
lingszwiebeln | 3 EL Korianderblättchen |
100 g Curry-Mango-Tofu

Für 2 Personen | 30 Min. Zubereitung
Pro Portion ca. 210 kcal, 10 g E, 11 g F, 18 g KH

1 Rotkohl waschen, längs halbieren, den Strunk
herausschneiden und beide Hälften in dünne
Streifen schneiden. Salzen und mit den Händen
(Einweghandschuhe benutzen) kneten, bis der
Kohl weich ist. Dann 10 Min. ziehen lassen.

2 Möhre schälen, Apfel waschen, vierteln und
Kerngehäuse entfernen. Möhre und Apfel raspeln und mit 1 ½ EL Limettensaft mischen.

3 Ingwer schälen und fein hacken, die Chili halbieren, Kerne entfernen, die Schote fein hacken.
Beides mit dem übrigen Limettensaft, Zucker
und Salz verrühren, Olivenöl unterschlagen.

4 Frühlingszwiebeln waschen, putzen und in
feine Ringe schneiden. Gut die Hälfte davon mit
Rotkohl, Möhren, Apfel, Dressing und der Hälfte
des Korianders mischen. 15 Min. ziehen lassen.

5 Tofu in Würfel schneiden. Salat damit belegen und mit den übrigen Zwiebeln und Koriandergrün bestreuen.

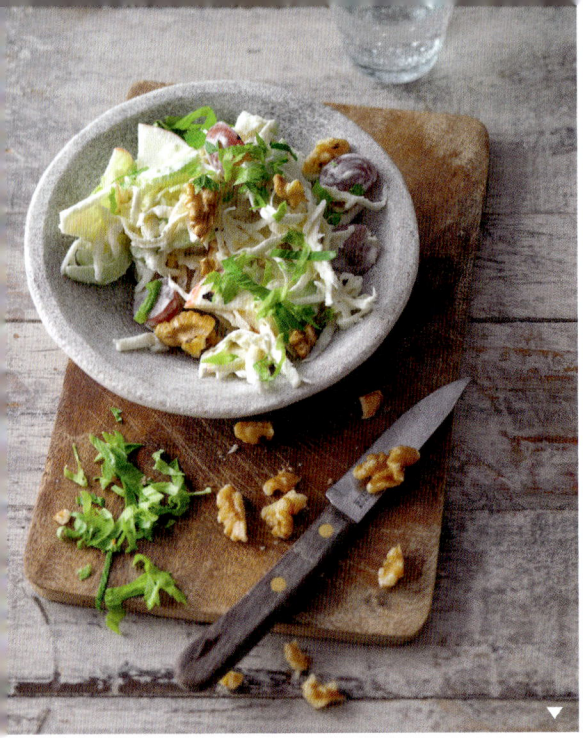

Vegetarisch, roh

SELLERIE-APFEL-SALAT MIT WALNÜSSEN

2 Stangen Staudensellerie | 1 Knolle Sellerie (ca. 200 g) | 1 roter Apfel | 2–3 EL Zitronensaft | 30 g kleine blaue Trauben | 60 g saure Sahne | 1 TL Dijonsenf | Salz | Pfeffer | 30 g Walnusskerne

Für 2 Personen | 15 Min. Zubereitung | 30 Min. Ziehen
Pro Portion ca. 195 kcal, 5 g E, 13 g F, 13 g KH

1 Den Staudensellerie waschen, putzen und die Sellerieblätter beiseite legen, die Selleriestangen in dünne Scheiben schneiden. Die Sellerieknolle schälen und grob raspeln. Apfel waschen, vierteln, Kerngehäuse entfernen, die Viertel in kleine Stücke schneiden. Alles sofort mit 2 EL Zitronensaft mischen und leicht mit den Händen durchkneten.

2 Die Trauben waschen und von den Stielen zupfen. Die saure Sahne mit Senf und dem übrigen Zitronensaft glatt rühren, salzen, pfeffern und mit den Trauben unter den Salat mischen. Sellerieblätter abzupfen, in Streifen schneiden und ebenfalls untermischen. Den Salat 30 Min. ziehen lassen.

3 Inzwischen die Walnusskerne in einer Pfanne ohne Fett rösten, abkühlen lassen und grob hacken. Die gerösteten Walnusskerne in den Salat mischen und nach Belieben alles mit Salz, Pfeffer und Zitronensaft abschmecken.

MITNEHM-TIPP
Der Salat eignet sich hervorragend zum Mitnehmen, da er, in ein Schraubglas gefüllt, gut einige Zeit durchziehen kann. Die Trauben sollte man allerdings besser ganz obenauf legen. Die Nüsse darüberstreuen, damit sie nicht durchweichen oder, noch besser, separat verpackt mittransportieren.

Vegan

BUCHWEIZEN-BROKKOLI-TABOULEH

50 g Buchweizenbulgur | 1 TL Salz |
250 g Brokkoliröschen | 1 gelbe Paprika |
80 g blaue Trauben | ½ Bund glatte
Petersilie | Saft von 1 Zitrone | 3 EL Olivenöl |
Pfeffer | 1–2 Msp. Chiliflocken

Für 2 Personen | 25 Min. Zubereitung |
15 Min. Ziehen
Pro Portion: ca. 310 kcal, 9 g E, 16 g F,
30 g KH

1 Den Bulgur in einen Topf geben, mit 400 ml
kochendem Wasser übergießen, Salz zufügen
und 2 Min. offen kochen lassen, dann auf kleins-
ter Stufe zugedeckt noch 20 Min. ausquellen
lassen.

2 Inzwischen den Brokkoli waschen und mit einem großen Messer in dünne Scheiben schneiden, die Scheiben in kleine Stückchen schneiden bzw. hacken. Die Paprika halbieren, putzen,
waschen und in kleine Würfel schneiden. Die
Trauben waschen, von den Stielen zupfen, halbieren und evtl. entkernen. Die Petersilie waschen, trocken schütteln, Blättchen abzupfen
und grob hacken.

3 Den Bulgur in ein Sieb abgießen und abtropfen lassen. Zitronensaft und Olivenöl verrühren
und mit allen Zutaten mischen, den Salat mit
Salz, Pfeffer und Chiliflocken nach Wunsch
scharf würzen. Anschließend 15 Min. ziehen

lassen, durchrühren und mit Salz, Pfeffer und
Zitronensaft abschmecken.

TIPP

Wer keinen Buchweizenbulgur im Haus hat,
kann auch normalen Buchweizen nehmen,
muss ihn allerdings etwas länger nach Packungsanweisung garen. Wer auf Kohlenhydrate verzichten möchte, verdoppelt die Brok-
kolimenge und raspelt noch eine dicke
Möhre unter. Wem das Hacken des Brokkolis
mit dem Messer zu mühsam ist, der kann ihn
notfalls kleiner schneiden und portionswei-
se im Blitzhacker zerkleinern.

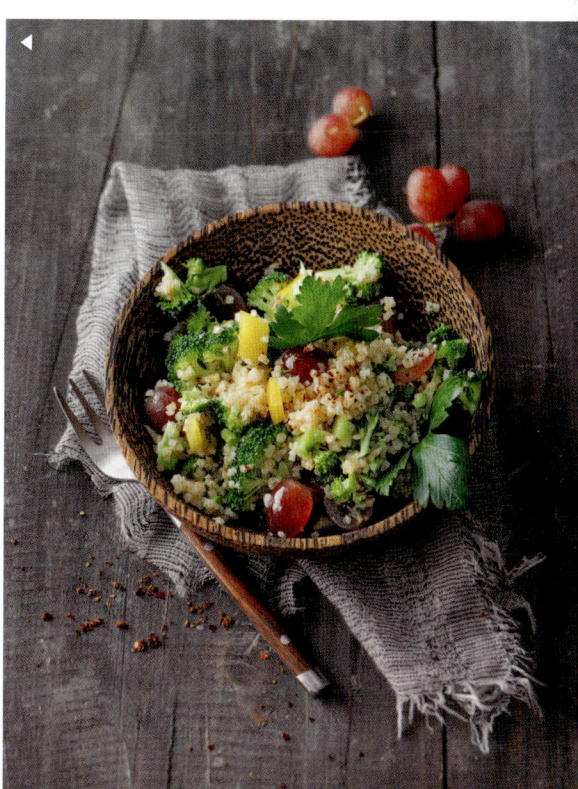

Mit Geflügel

CAESAR'S GRÜNKOHLSALAT

50 g Cashewkerne | 350 g zarte Grünkohl-blätter | 1 ½ EL Zitronensaft | Salz | Pfeffer |
1 kleine Knoblauchzehe | 3 Zweige Thymian |
¾ TL Dijonsenf | 2 EL Olivenöl | 2 EL Par-mesan | 1–2 Spritzer Sojasauce | 1 EL Kapern |
3 Stangen Staudensellerie | 1 Apfel |
100 g Hähnchenbrustfilet

Für 2 Personen | 20 Min. Zubereitung |
12 Std. Einweichen | 1 Std. Ziehen
Pro Portion ca. 435 kcal, 26 g E, 29 g F,
17 g KH

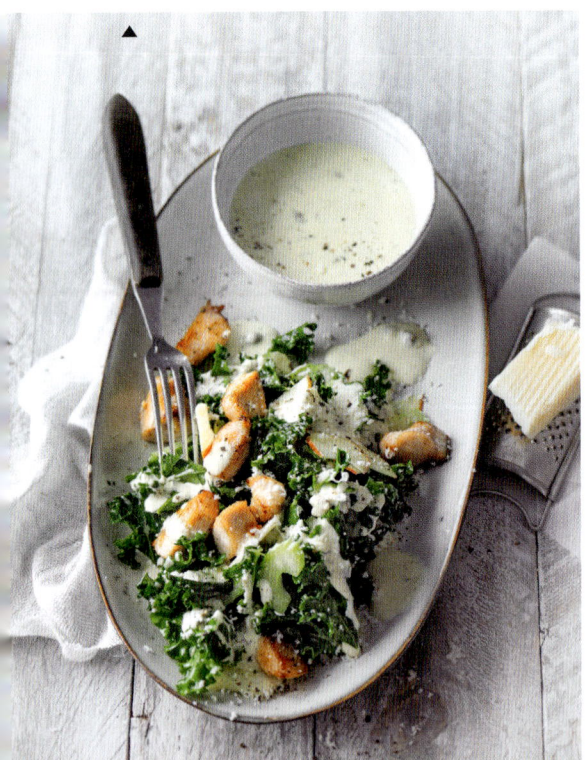

1 Die Cashewkerne über Nacht in 150 ml Was-ser einweichen.

2 Den Grünkohl waschen und trocken schüt-teln, die Blätter in mundgerechten Stücken von den Stängeln zupfen, mit 1 EL Zitronensaft, Salz und Pfeffer durchkneten und anschließend
1 Std. ziehen lassen.

3 Für das Caesar's-Dressing die Cashewkerne in eine Sieb abgießen und kalt abbrausen. Den Knoblauch schälen und grob hacken. Thymian waschen, Blättchen abzupfen. Beides mit Senf,
1 EL Olivenöl, 1 EL Parmesan und 4–5 EL Wasser zu den Cashewkernen geben und im Blitzhacker zu einer cremige Sauce pürieren, evtl. etwas Wasser zugeben. Mit Salz und Pfeffer, Sojasauce und 1–2 Spritzern Zitronensaft würzen. Dann die Kapern grob hacken und mit dem übrigen Par-mesan untermischen.

4 Staudensellerie waschen, putzen und in Scheiben schneiden. Apfel waschen, vierteln, Kerngehäuse entfernen und die Viertel in Stück-chen schneiden. Beides mit dem übrigen Zitro-nensaft mischen und mit dem Dressing unter den Grünkohl heben. Nochmals mit Salz und Pfeffer abschmecken.

5 Das Hähnchenbrustfilet in kleine Würfel schneiden und in einer beschichteten Pfanne mit 1 EL Olivenöl anbraten. Mit Salz und Pfeffer würzen und noch warm oder lauwarm auf den Grünkohlsalat geben.

VEGGIE-TIPP

Wer möchte, kann statt Hähnchen 150 g
Kichererbsen aus der Dose untermischen.

Mit Fisch

SIRTFOOD-SALADE-NIÇOISE

2 Eier | 100 g grüne Bohnen | Salz | 1 Knoblauchzehe | 1 TL Dijonsenf | 1 EL Zitronensaft | 1½ EL Rotweinessig | Pfeffer | 4 EL Olivenöl | 1 rote Zwiebel | 2 Eiertomaten | 1 gelbe Paprika | 1 Römersalat (ca. 120 g) | 2 Sardellenfilets (in Salzlake) | 1 EL Kapern | 25 g kleine schwarze Oliven | 1 Dose Bio-Thunfisch im eigenen Saft (ca. 130 g Abtropfgewicht)

Für 2 Personen | 25 Min. Zubereitung
Pro Portion ca. 455 kcal, 27 g E, 32 g F, 10 g KH

1 Die Eier in 10 Min. hart kochen, dann kalt abschrecken. Die Bohnen waschen, putzen, halbieren oder dritteln und in Salzwasser zugedeckt bei mittlerer Hitze in 8–10 Min. bissfest garen. In ein Sieb abgießen, kalt abschrecken und abtropfen lassen.

2 Inzwischen für das Dressing den Knoblauch schälen, fein hacken und mit Senf, Zitronensaft, Essig, Salz und Pfeffer verrühren und das Olivenöl unterschlagen.

3 Die Zwiebel schälen und in Ringe schneiden. Die Tomaten waschen und quer in Scheiben schneiden. Die Paprika halbieren, putzen, waschen und in kleine Stücke schneiden. Den Salat putzen, waschen, trocken schleudern und in Streifen schneiden. Die Sardellen kalt abbrausen, trocken tupfen und klein schneiden. Kapern

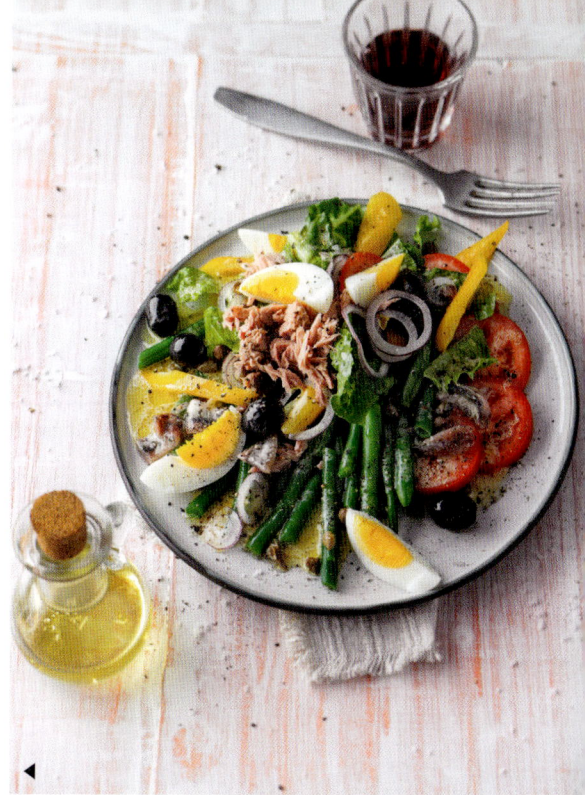

und Thunfisch abtropfen lassen, Thunfisch mit einer Gabel grob zerpflücken.

4 Die Eier pellen und achteln. Bohnen, Paprika, Tomaten, Salat und gut die Hälfte der Zwiebeln mischen, übrige Zwiebeln, Sardellen, Thunfisch, Kapern, Eier und Oliven auf dem Salat anrichten, das Dressing darüberträufeln und servieren.

VEGGIE-TIPP

Statt Thunfisch Kidneybohnen aus der Dose (ca. 125 g Abtropfgewicht) untermischen.

Vegan
CURRY-LINSENSALAT

1 Stück Ingwer (ca. 1 cm) | 100 g rote Linsen |
1 TL Currypulver | Salz | 3 Stangen Staudensel-
lerie (mit Grün) | 3 Frühlingszwiebeln | Saft
von 1 Orange | 2 EL Sherryessig | 1 EL Olivenöl |
Pfeffer

Für 2 Personen | 15 Min. Zubereitung |
30 Min. Ziehen
Pro Portion ca. 265 kcal, 15 g E, 6 g F,
36 g KH

1 Ingwer schälen und fein würfeln. 500 ml Wasser aufkochen, Ingwer, Linsen und ½ TL Currypulver hineingeben. Linsen zugedeckt bei mittlerer Hitze in 7–10 Min. bissfest garen, gegen
Garzeitende salzen. In ein Sieb abgießen und
abtropfen lassen.

2 Inzwischen Staudensellerie waschen, putzen,
das Grün in feine Streifen, die Stangen in dünne
Scheiben schneiden. Frühlingszwiebeln waschen, putzen, den weißen und grünen Teil getrennt in feine Ringe schneiden.

3 Für das Dressing Orangensaft mit übrigem
Currypulver, Essig und Öl verrühren und kräftig
mit Salz und Pfeffer abschmecken.

4 Die lauwarmen Linsen mit dem Sellerie samt
Grün, den weißen Zwiebelringen und dem Dressing mischen, 30 Min. ziehen lassen. Mit Salz,
Pfeffer und evtl. Essig abschmecken und die
grünen Zwiebelringe unterheben.

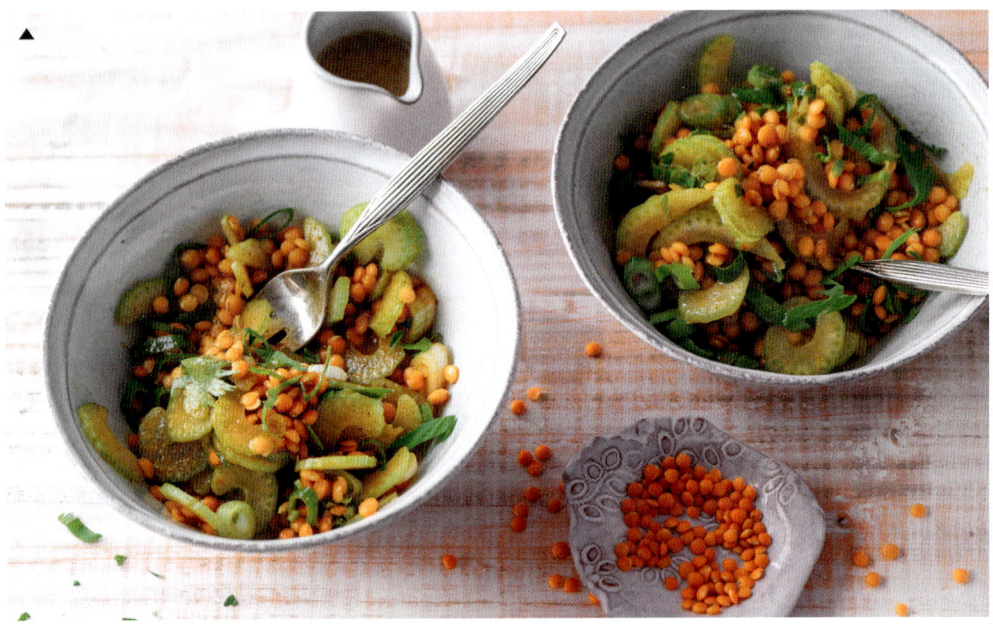

Vegan

KICHERERBSENSALAT MIT ZITRUSDRESSING

1 Bio-Zitrone | 1 TL Ahornsirup | ½ TL gemahlener Kreuzkümmel | Salz | Pfeffer | 3 EL Olivenöl | 3 Stangen Staudensellerie | 150 g Kichererbsen (aus der Dose) | 5 grüne Oliven (entsteint) | ½ Bund Rucola | ⅓ Bund glatte Petersilie | 2 Frühlingszwiebeln

Für 2 Personen | 15 Min. Zubereitung | 30 Min. Ziehen
Pro Portion ca. 230 kcal, 5 g E, 17 g F, 12 g KH

1 Für das Dressing die Zitrone heiß abwaschen, abtrocknen, Schale fein abreiben und Saft auspressen. Zitronenschale, 4 EL Zitronensaft und 4 EL Wasser, Ahornsirup und Kreuzkümmel verrühren, mit Salz und Pfeffer würzen und das Olivenöl unterschlagen.

2 Den Sellerie waschen, putzen, das Selleriegrün beiseitelegen, die Selleriestangen längs halbieren und in kleine Stücke schneiden. Die Kichererbsen in ein Sieb abgießen, kalt abbrausen und abtropfen lassen. Die Oliven in Ringe schneiden. Beides mit Sellerie und Dressing mischen und 30 Min. ziehen lassen.

3 Rucola und Petersilie waschen, trocken schleudern, Stiele entfernen, Blätter grob hacken. Die Frühlingszwiebeln waschen, putzen und mit dem Grün in Ringe schneiden. Das Selleriegrün in grobe Streifen schneiden. Alles

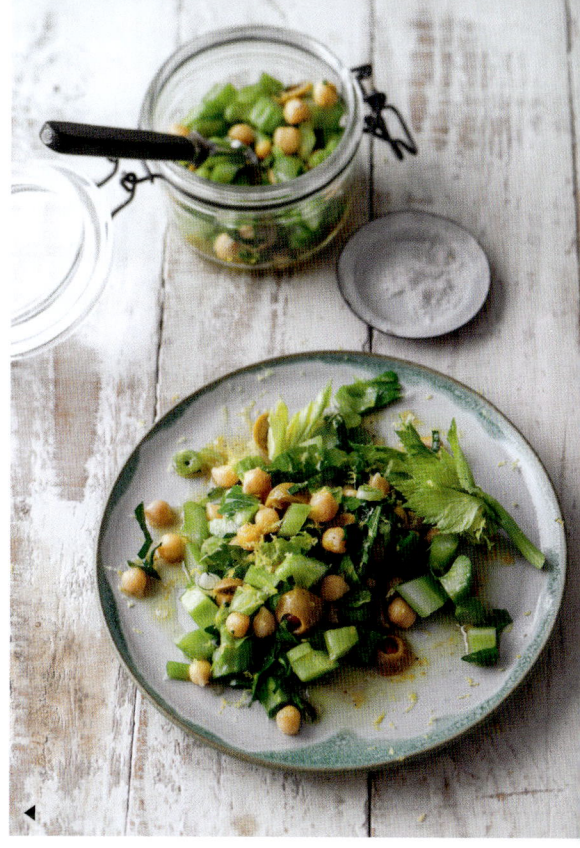

unter den Salat heben und mit Salz, Pfeffer und Zitronensaft abschmecken.

MITNEHM-TIPP

Um den Salat mitnehmfein zu bekommen, muss man etwas Schichtarbeit leisten: Zuerst das Dressing in ein verschließbares Glas geben, darauf zunächst die Kichererbsen, dann Sellerie und Oliven und ganz obenauf die Mischung aus Petersilie und Rucola und zu guter Letzt die Zwiebelringe. Vor dem Essen dann alles durchmischen und möglichst noch kurz ziehen lassen.

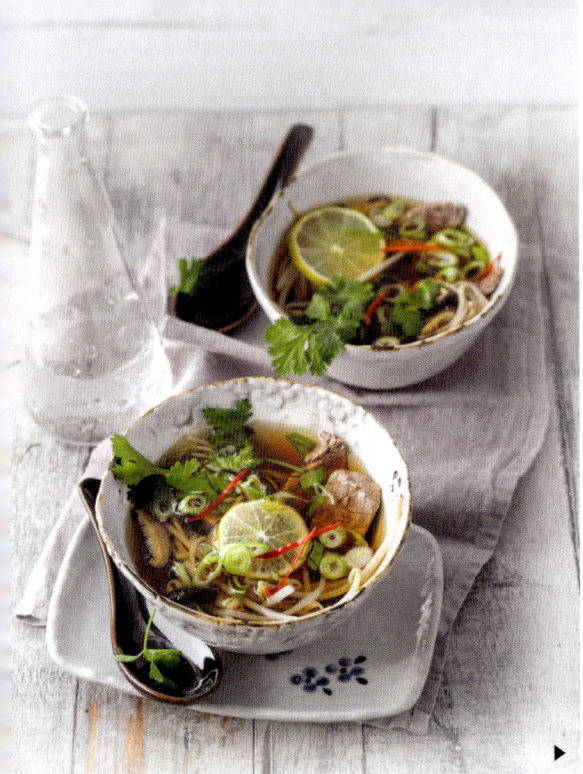

Mit Rind

SIRT-PHO-BO

800 ml Rinderbrühe (ersatzweise Rinder-fond) | 1 Stück Ingwer (ca. 2 cm) | 2 kleine rote Chilischoten | 2 Sternanis | 70 g Soba-Nudeln | 120 g Rinderfilet (ersatzweise 100 g Tofu) | 6 Shiitake (Pilze) | 80 g Sojasprossen (ersatz-weise Mungbohnensprossen) | 2 Frühlings-zwiebeln | ½ Bio-Limette | 1–2 EL Sojasauce | 3 EL gehacktes Koriandergrün

Für 2 Personen | 35 Min. Zubereitung
Pro Portion ca. 285 kcal, 23 g E, 6 g F,
34 g KH

1 Die Rinderbrühe in einen Topf geben. Den Ingwer schälen und in Scheiben schneiden, 1 Chilischote waschen und Ingwer sowie Chili mit dem Sternanis in die Brühe geben, aufko-chen, dann bei schwacher Hitze zugedeckt 30 Min. köcheln lassen.
2 Inzwischen die Soba-Nudeln nach Packungs-angabe garen, in ein Sieb abgießen und ab-tropfen lassen. Das Rinderfilet in hauchdünne Scheibchen schneiden. Die Stiele von den Pilzen entfernen und die Pilzhüte in Streifen schnei-den. Die Sojasprossen in einem Sieb kalt ab-brausen. Die Frühlingszwiebeln waschen und samt dem Grün in feine Ringe schneiden. Die übrige Chilischote waschen, halbieren, entker-nen und in feine Streifen schneiden. Die Limette waschen und vierteln.
3 Ingwer, Chilischote und Sternanis aus der Rinderbrühe fischen. Die Brühe mit der Soja-sauce abschmecken. Die Pilze hineingeben und 2 Min. garen, dann Fleisch, Sprossen und Nu-deln zugeben und in 1–2 Min. gar ziehen lassen. Die Suppe in Schalen geben und mit Koriander-grün, Zwiebelringen und Chilistreifen nach Wunsch bestreuen, mit den Limettenstücken zum Beträufeln servieren.

VEGGIE-TIPP

Die vietnamesische Kultsuppe sieht selbst-verständlich Rindfleisch und Fleischbrühe vor. Wer möchte, kann natürlich auch Gemü-sebrühe verwenden und anstelle von Rinder-filet 100 g in kleine Würfel geschnittenen Tofu in die Suppe geben.

Vegan

TOSKANISCHER KOHLEINTOPF

300 g Schwarzkohl (ersatzweise Grünkohl) | 1 Möhre | 2 Stangen Staudensellerie | 1 Zwiebel | 2 Knoblauchzehen | 6 Zweige Thymian | 2 EL Olivenöl | 1 EL Tomatenmark | Salz | Pfeffer | 1 Dose weiße Bohnen (240 g Abtropfgewicht)

Für 2 Personen | 15 Min. Zubereitung | 45 Min. Garen
Pro Portion ca. 220 kcal, 9 g E, 11 g F, 22 g KH

1 Kohlblätter waschen, trocken schütteln, sehr dicke Stiele entfernen, die Blätter in 1 cm breite Streifen schneiden. Möhre schälen, Sellerie waschen und putzen, beides in kleine Stücke schneiden. Zwiebel und Knoblauch schälen und fein würfeln. Thymian waschen und trocken schütteln.
2 Öl in einem Suppentopf erhitzen, Zwiebel, Knoblauch, Möhre und Sellerie darin unter Rühren andünsten, Tomatenmark unterrühren, kurz mitrösten und mit 500 ml Wasser ablöschen. Kohl und Thymian zugeben, mit Salz und Pfeffer würzen und zugedeckt bei schwacher Hitze ca. 35 Min. garen.
3 Gegen Ende der Garzeit die Bohnen in ein Sieb abgießen, abtropfen lassen, das Bohnenwasser dabei auffangen. Bohnen in den Eintopf geben und 5–10 Min. mitgaren. Thymianzweig

herausfischen. Eine Schöpfkelle Eintopf herausnehmen, mit dem Pürierstab pürieren und wieder in den Eintopf rühren. Sollte er zu dick sein, etwas von dem Bohnenwasser zugeben. Mit Salz und Pfeffer abschmecken und servieren.

TIPP

Für diesen an toskanische Ribollita angelehnten Eintopf ist Schwarzkohl ideal. Man bekommt die schlanken, schwarzgrünen Blätter auch unter dem Namen »Cavalo nero« ab dem Spätsommer in Bioläden und gut sortierten Supermärkten. Wer nicht fündig wird, ersetzt ihn durch möglichst noch zarte Grünkohlblätter.

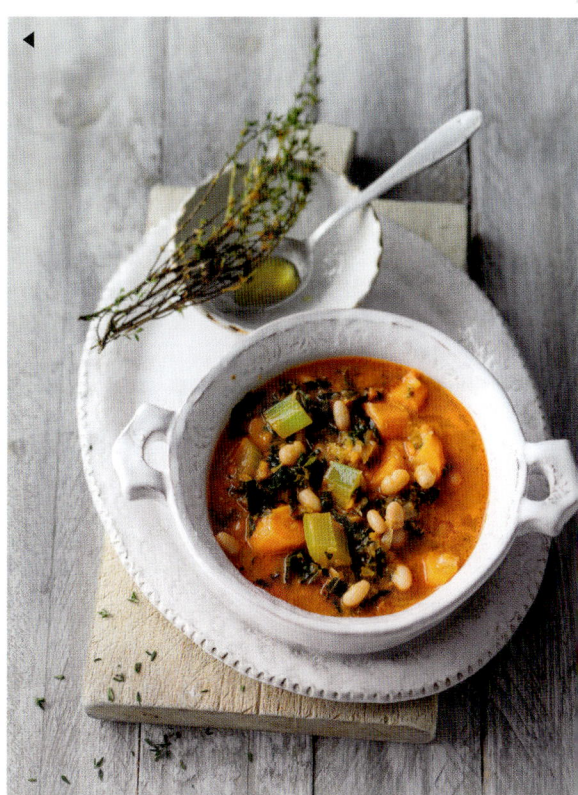

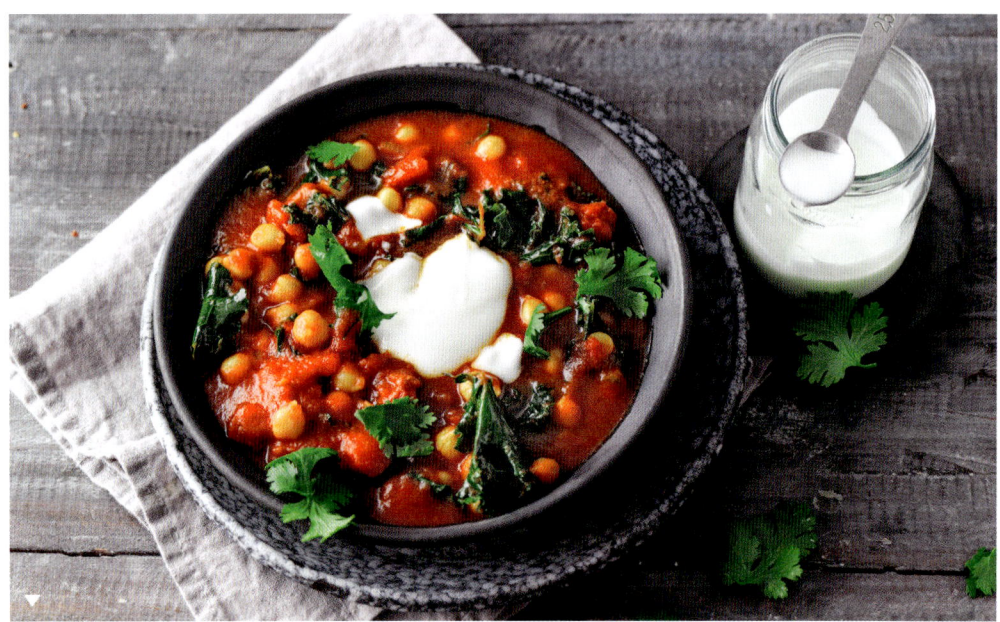

Vegetarisch

KICHERERBSEN-CURRY

300 g Schwarzkohl | 1 Zwiebel | 1 Knoblauch-
zehe | 1 Stück Ingwer (ca. 2 cm) | 1 EL Olivenöl |
1–2 EL scharfes Currypulver | 200 g stückige
Tomaten | Salz | Pfeffer | 1 Dose Kichererbsen
(240 g Abtropfgewicht) | 80 g Joghurt (1,5 %
Fett) | 3 EL Koriandergrün

Für 2 Personen | 15 Min. Zubereitung |
35 Min. Garen
Pro Portion ca. 205 kcal, 11 g E, 8 g F, 25 g KH

1 Kohlblätter waschen, trocken schütteln, sehr
dicke Stiele entfernen, die Blätter in 1 cm breite
Streifen schneiden oder in Stücke zupfen. Zwiebel, Knoblauch und Ingwer schälen und jeweils
in kleine Würfel schneiden.

2 Öl in einem Topf erhitzen, darin Zwiebel und
Knoblauch goldgelb dünsten. Kohl, Ingwer und
Curry zugeben und unter Rühren 2 Min. andünsten. Tomaten unterrühren, mit Salz und Pfeffer
würzen und zugedeckt ca. 25 Min. garen.

3 Kichererbsen in ein Sieb abgießen, in das
Curry rühren und 5–10 Min. mitgaren. Mit Salz,
Pfeffer und Currypulver abschmecken. Joghurt
daraufgeben, Koriandergrün waschen, trocken
schütteln, hacken und darüberstreuen.

TIPP

Dazu schmeckt Buchweizenbulgur. Wie der
zubereitet wird ▶ siehe Seite 93.

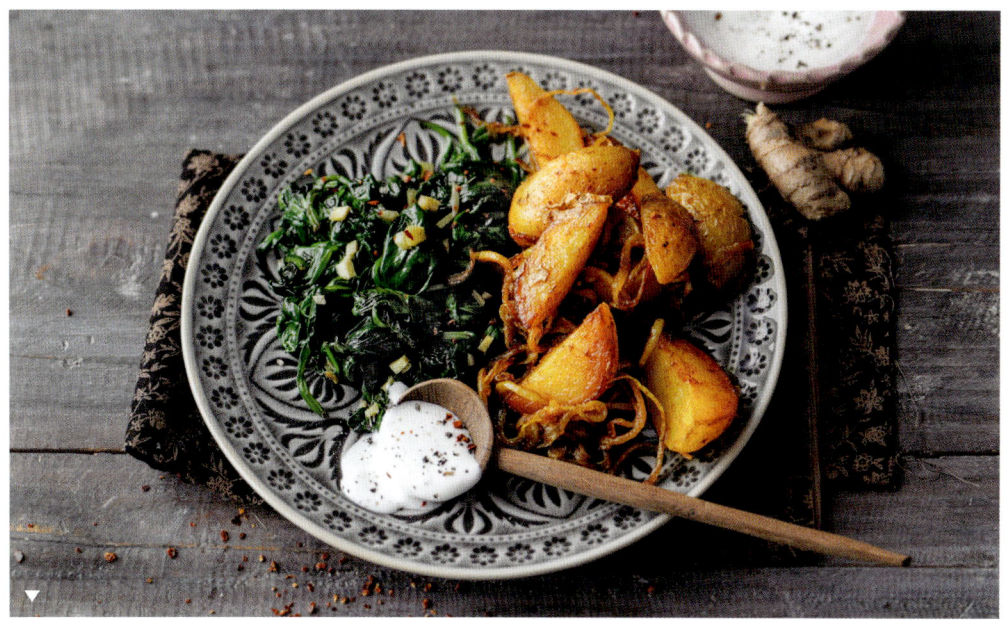

Vegetarisch

INDISCHE KARTOFFELN MIT INGWERSPINAT

6 kleine Pellkartoffeln vom Vortag (ca. 200 g) | 1 große Zwiebel | 1 Knoblauchzehe | 1 Stück Ingwer (ca. 1 cm) | 2 EL Olivenöl | 250 g TK-Blattspinat | Salz | Pfeffer | ½ TL gemahlene Kurkuma | ½ TL gemahlener Kreuzkümmel | ½ TL Garam Masala | 2 Msp. Chiliflocken | 100 g Joghurt (1,5 % Fett)

Für 2 Personen | 20 Min. Zubereitung
Pro Portion: ca. 200 kcal, 7 g E, 11 g F, 17 g KH

1 Kartoffeln je nach Größe halbieren oder dritteln. Zwiebel schälen und in dünne Ringe schneiden. Knoblauch und Ingwer schälen und fein hacken.

2 In einem Topf ½ TL Öl erhitzen, Knoblauch und Ingwer darin andünsten. Spinat zugeben, salzen, pfeffern, bei mittlerer Hitze zugedeckt auftauen lassen und weitere 3–5 Min. garen.

3 Inzwischen das übrige Öl in einer Pfanne erhitzen und die Zwiebel darin goldgelb braten, Kartoffeln zufügen, mit Kurkuma, Kreuzkümmel, Garam Masala, Salz und Pfeffer würzen und bei mittlerer Hitze in 5–6 Min. knusprig braten. Joghurt leicht salzen und pfeffern.

4 Den Spinat mit den Kartoffeln anrichten und den Joghurt als Dip dazu reichen.

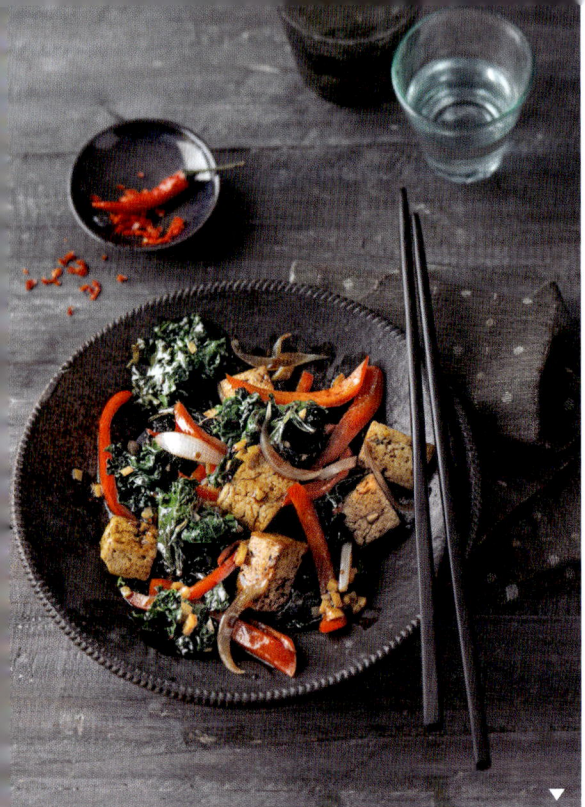

1 Den Tofu gut trocken tupfen und in ca. 1 × 2 cm große Stücke schneiden. Den Grünkohl waschen, die Blätter von den Stielen entfernen, in mundgerechte Stücke zupfen und trocken schleudern. Die Paprika halbieren, putzen, waschen und längs in Streifen schneiden. Zwiebel, Knoblauch und Ingwer schälen. Die Zwiebel längs in Streifen schneiden, Knoblauch und Ingwer fein würfeln. Die Chilischote putzen, halbieren, Kerne vollständig entfernen und die Schote fein würfeln.

2 Olivenöl in einem Wok erhitzen, den Tofu darin braten, bis er leicht bräunt, und herausnehmen. Zwiebel und Paprika im Bratfett unter Rühren 2 Min. braten, dann Knoblauch, Ingwer, Chili und den Grünkohl zugeben und unter Rühren 1–2 Min. braten.

3 Das Ganze mit Sojasauce, Gemüsebrühe und Hoisin-Sauce ablöschen und bei mittlerer Hitze 5–7 Min. garen. Mit Salz abschmecken, Tofu unterrühren und kurz warm werden lassen.

4 Wer will, serviert das Wok-Gericht mit Buchweizennudeln oder hebt sie kurz vor dem Servieren noch schnell unter.

TIPP

Grünkohl muss grundsätzlich nicht ewig lange garen und schon gar nicht immer mit Speck und Schmalz zubereitet werden. Das gilt übrigens auch für Schwarzkohl! Gerade das kurze Rührbraten im Wok tut ihm gut: So hat der Kohl noch richtig schön Biss, ein kräftiges Aroma und büßt wesentlich weniger an gesunden Inhaltsstoffen ein.

Vegan

GRÜNKOHL-PAPRIKA-WOK MIT TOFU

200 g Tofu | 250 g Grünkohl | 1 rote Paprika | 1 Zwiebel | 1 Knoblauchzehe | 1 Stück Ingwer (ca. 2 cm) | 1 kleine rote Chilischote | 2 EL Olivenöl | 3 EL Sojasauce | 125 ml Gemüsebrühe | 1 EL Hoisin-Sauce | Salz

Für 2 Personen | 30 Min. Zubereitung
Pro Portion ca. 270 kcal, 16 g E, 18 g F, 11 g KH

Vegetarisch

BUCHWEIZEN-BOWL MIT BROKKOLI

50 g Rotkohl | Salz | Pfeffer | Saft von ½ Limette | 100 g Buchweizen | 100 g TK-Edamamebohnen | 200 g Brokkoli | 2 ½ EL Misopaste | ½ EL Chilisauce | 1 EL Sesamöl | 1 Msp. Honig | 1 EL Rapsöl | 2 Eier

Für 2 Personen | 30 Min. Zubereitung
Pro Portion: ca. 475 kcal, 23 g E, 20 g F, 53 g KH

1 Den Rotkohl waschen, putzen und in dünne Streifen schneiden oder hobeln. Anschließend mit 2 Prisen Salz, Pfeffer und dem Limettensaft mischen, kräftig mit den Händen durchkneten und ziehen lassen. Den Buchweizen in 200 ml Salzwasser nach Packungsangabe 20–25 Min. garen.

2 Nun den Brokkoli waschen, putzen, in Röschen teilen und diese in ausreichend Salzwasser bei mittlerer Hitze zugedeckt 12–15 Min. garen. In einem zweiten Topf die gefrorenen Edamamebohnen 10 Min. in reichlich Salzwasser zugedeckt garen. Beides abgießen und warm halten.

3 Inzwischen für die Sauce Misopaste, Chilisauce, Sesamöl, Honig und 5–6 EL Wasser glatt verrühren.

4 Aus den beiden Eiern in einer Pfanne mit Rapsöl bei mittlerer Hitze Spiegeleier braten und mit Salz und Pfeffer würzen.

5 Den Buchweizen auf zwei Schalen verteilen, darauf Rotkohl, Sojabohnen und Brokkoli legen und jeweils einen Klecks von der Sauce in die Mitte geben. Die Spiegeleier darüberlegen und so servieren. Vor dem Essen alles mischen.

TIPP

Die Idee für dieses Gericht stammt aus der koreanischen Küche. Bibimap besteht aus Reis, auf dem verschiedene marinierte Gemüse, Misosauce und ein Ei Platz finden. Wichtig ist, dass das Eigelb möglichst noch wachsweich bzw. leicht flüssig ist. Vor dem Essen wird es mit allem vermischt und verbindet sich so aufs Leckerste mit den übrigen Zutaten – unbedingt ausprobieren!

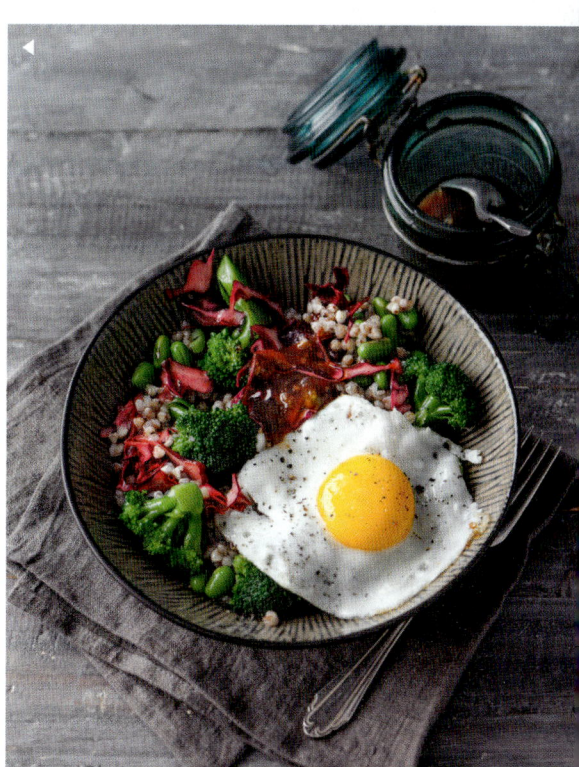

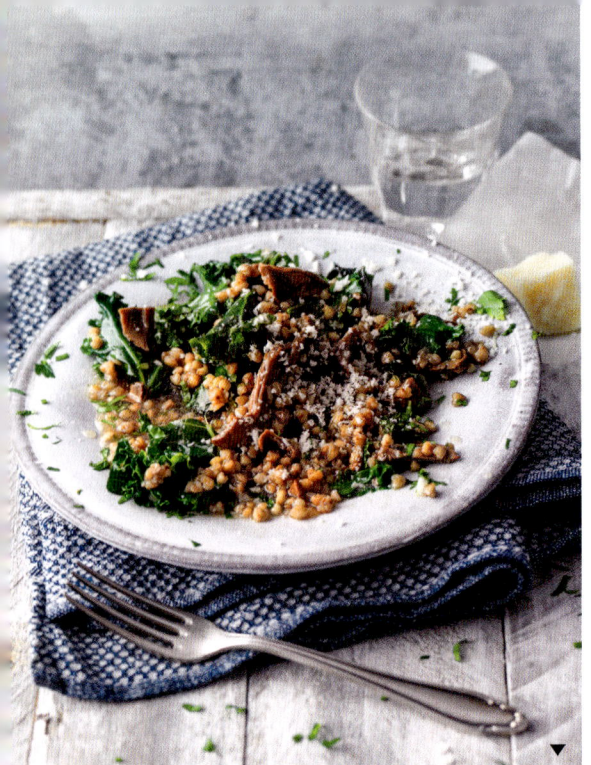

Vegetarisch

BUCHWEIZEN-GRÜNKOHL-RISOTTO

10 g getrocknete Steinpilze | 1 große Zwiebel | 250 g Grünkohl | 1 Knoblauchzehe | 3 EL Olivenöl | Salz | Pfeffer | 250 ml Gemüsebrühe | 120 g Buchweizen | 2 EL Parmesan | 2 EL Petersilie (nach Belieben)

Für 2 Personen | 20 Min. Zubereitung | 25 Min. Garen | 30 Min. Quellen
Pro Portion ca. 440 kcal, 16 g E, 21 g F, 46 g KH

1 Die Steinpilze mit 150 ml heißem Wasser übergießen und 30 Min. quellen lassen. Inzwischen Zwiebel schälen und fein würfeln. Grünkohl waschen, trocken schütteln und die Blätter in mundgerechten Stücken von den Stielen zupfen. Knoblauch schälen und fein hacken. Steinpilze in ein Sieb abgießen, dabei das Einweichwasser auffangen und beiseitestellen. Pilze klein hacken.

2 1 EL Olivenöl in einem Topf erhitzen, darin den Knoblauch andünsten, Grünkohl zugeben, mit Salz und Pfeffer würzen und bei starker Hitze unter Rühren 2–3 Min. braten. Mit 100 ml Brühe ablöschen und ohne Deckel bei mittlerer Hitze so lange garen, bis die Flüssigkeit verdampft ist. Grünkohl aus dem Topf nehmen und abkühlen lassen. Das übrige Öl im Topf erhitzen und die Zwiebel darin goldgelb dünsten. Buchweizen und Pilze unterrühren, mit der übrigen Brühe und knapp 100 ml Pilzwasser aufgießen. Zugedeckt bei schwacher Hitze 20–25 Min. garen, bis die Flüssigkeit aufgesogen ist.

3 Den Grünkohl unter das Risotto rühren, 2–3 Min. warm werden lassen, mit Salz und Pfeffer abschmecken, Parmesan darüberreiben und nach Belieben mit Petersilie bestreuen.

TIPP

Getrocknete Pilze enthalten ab und an noch Sand und Erde. Wer sichergehen will, dass es später nicht zwischen den Zähnen knirscht, gießt das Einweichwasser durch eine Filtertüte und braust die Pilze vorsichtshalber nochmals ab.

Mit Fisch

ZITRONENLACHS

150 g Kartoffeln | 400 g Brokkoli | Salz |
200 g Lachsfilet (ohne Haut) | 1 Bio-Zitrone |
2 Stängel Liebstöckel | 5 Stängel Dill | 2 ½ EL
Olivenöl | Pfeffer | 2 EL Mandelblättchen

Für 2 Personen | 35 Min. Zubereitung
Pro Portion ca. 480 kcal, 28 g E, 35 g F,
13 g KH

1 Kartoffeln schälen und in Stücke schneiden.
Brokkoli waschen, putzen und in Röschen teilen.
Alles in einen Topf mit Dämpfeinsatz geben, salzen und zugedeckt 25 Min. dämpfen. Den Ofen
auf 190° vorheizen. Lachs trocken tupfen. Zitrone heiß waschen, halbieren, eine Hälfte in
Scheiben schneiden, Saft der anderen Hälfte
auspressen. Kräuter waschen, trocken schütteln.
Liebstöckel und 3 Stängel Dill fein hacken.

2 Eine ofenfeste Form mit etwas Öl auspinseln.
2 Dillzweige hinein- und den Lachs darauflegen.
Lachs mit 2 EL Zitronensaft beträufeln, mit Salz
und Pfeffer würzen, die gehackten Kräuter darauf verteilen und leicht andrücken. Mit 1 EL Öl
und 1 EL Zitronensaft beträufeln und die Zitro-
nenscheiben überlappend auf den Lachs legen,
dann im Ofen 12–15 Min. garen.

3 Öl in einer Pfanne erhitzen, Mandelblättchen
darin rösten, 2 EL Zitronensaft unterrühren und
mit dem Gemüse mischen. Mit Salz und Pfeffer
würzen und zum Lachs servieren.

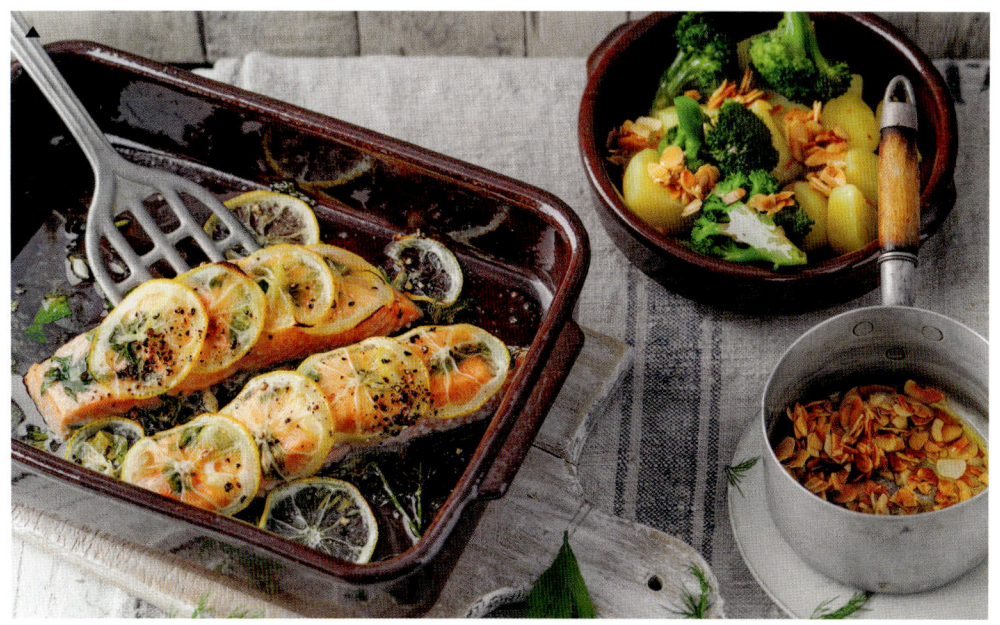

Mit Fisch

SIZILIANISCHE FISCHPFANNE

250 g Seelachsfilet (ersatzweise Kabeljau-filet) | 2 EL Zitronensaft | Salz | Pfeffer | 1 rote Zwiebel | 1 Knoblauchzehe | 1 Bio-Orange | 2 EL Olivenöl | 400 g stückige Tomaten | 2 Zweige Thymian | 4 schwarze Oliven (ent-steint) | 1 EL Kapern | 2 EL glatte Petersilie

Für 2 Personen | 30 Min. Zubereitung
Pro Portion ca. 440 kcal, 27 g E, 32 g F, 10 g KH

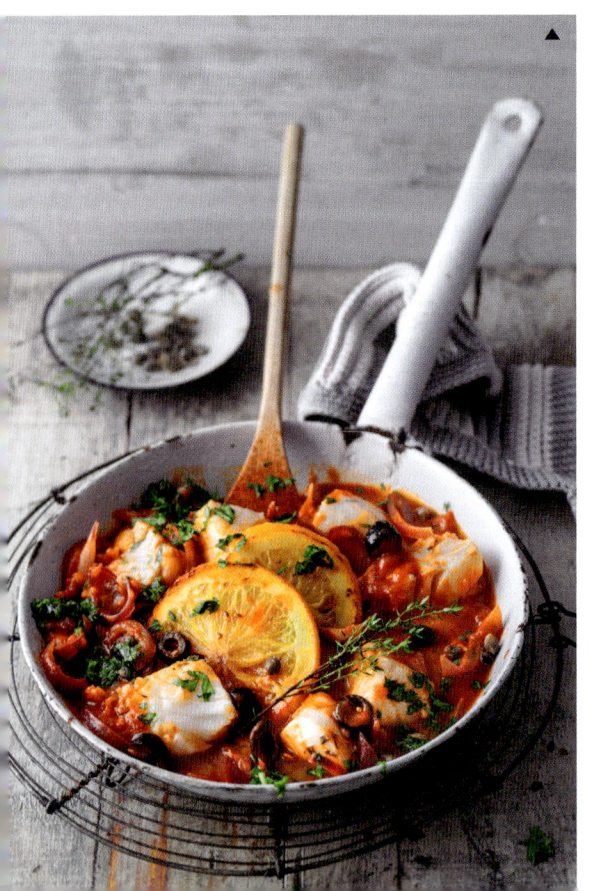

1 Die Fischfilets trocken tupfen, in größere Würfel schneiden, mit Zitronensaft beträufeln und mit Salz und Pfeffer würzen. Die Zwiebel schälen, längs halbieren und in Spalten schneiden, Knoblauch schälen und fein hacken. Orange heiß waschen, abtrocknen und halbieren. Eine Hälfte in Scheiben schneiden, den Saft der anderen Hälfte auspressen.

2 Das Olivenöl in einer hohen Pfanne erhitzen, die Orangenscheiben darin hellbraun anbraten und herausnehmen. Dann Zwiebel und Knob-lauch andünsten und mit Orangensaft ablö-schen. Die Tomaten zugeben, mit Salz und Pfef-fer würzen und offen bei schwacher Hitze 25 Min. köcheln lassen.

3 Inzwischen Thymian waschen, trocken schüt-teln, Blättchen abzupfen und hacken, Oliven in Scheiben schneiden. Mit Kapern und Orangen-scheiben unter die Tomatensauce mischen, Lachswürfel ebenfalls zufügen. Zugedeckt weitere 12–15 Min. garen. Dann mit Petersilie bestreut servieren.

4 Dazu passt Buchweizenbulgur, aber auch einfach nur eine Scheibe Baguette.

VEGGIE-VARIANTE

Anstelle von Fisch gibt's Ei: Dafür zunächst die Orangenscheiben aus der Sauce fischen und mithilfe von einem Löffelrücken zwei Mulden in die Tomatensauce drücken. Zwei Eier vorsichtig in die Mulden gleiten lassen (das Eigelb sollte ganz bleiben), leicht salzen und pfeffern und möglichst zugedeckt in ca. 15 Min. stocken lassen.

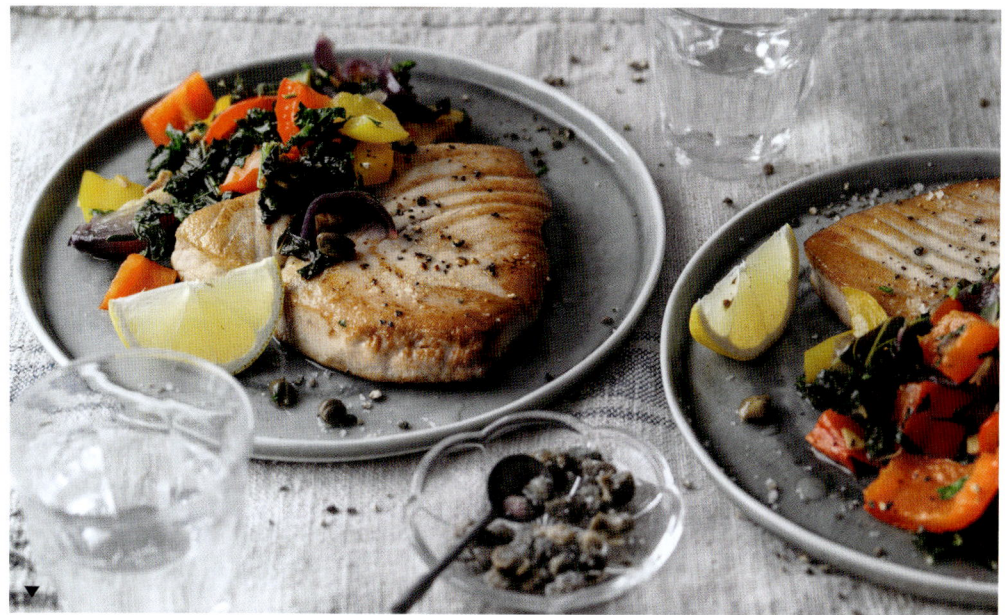

Mit Fisch

THUNFISCH MIT PEPERONATA

je 1 große rote und gelbe Paprika |
200 g Schwarzkohl | 1 rote Zwiebel | 1 Knob-
lauchzehe | 3 EL Olivenöl | Salz | Pfeffer |
2 Thunfischfilets (à 100 g) | 1 EL Kapern | 4 grü-
ne Oliven (entsteint) | 1 EL Weißweinessig |
2 EL glatte Petersilie | 2 Zitronenschnitze

Für 2 Personen | 1 Std. Zubereitung
Pro Portion ca. 310 kcal, 28 g E, 17 g F,
10 g KH

1 Paprika halbieren, putzen, waschen und in
Stücke schneiden. Schwarzkohl waschen, Strunk
und dicke Stiele entfernen, Blätter quer in Streifen schneiden. Zwiebel schälen, längs halbieren
und in Spalten schneiden. Knoblauch schälen
und fein hacken. Alles mit 2 EL Olivenöl in eine
Pfanne geben, mit Salz und Pfeffer würzen und
zugedeckt bei schwacher Hitze ca. 30–40 Min.
garen, gelegentlich umrühren.

2 Öl in einer Pfanne erhitzen, Fisch bei mittlerer Hitze von beiden Seiten je 3 Min. braten, mit
Salz und Pfeffer würzen und kurz ziehen lassen.

3 Kapern und Oliven grob hacken und mit Essig unter das Gemüse rühren. Bei starker Hitze
noch 1 Min. unter Rühren garen, bis der Essig
verdampft ist. Vom Herd nehmen. Petersilie waschen, trocken schütteln, hacken und unterrühren. Das Gemüse mit Thunfisch und Zitronen-
schnitzen auf zwei Tellern anrichten.

115

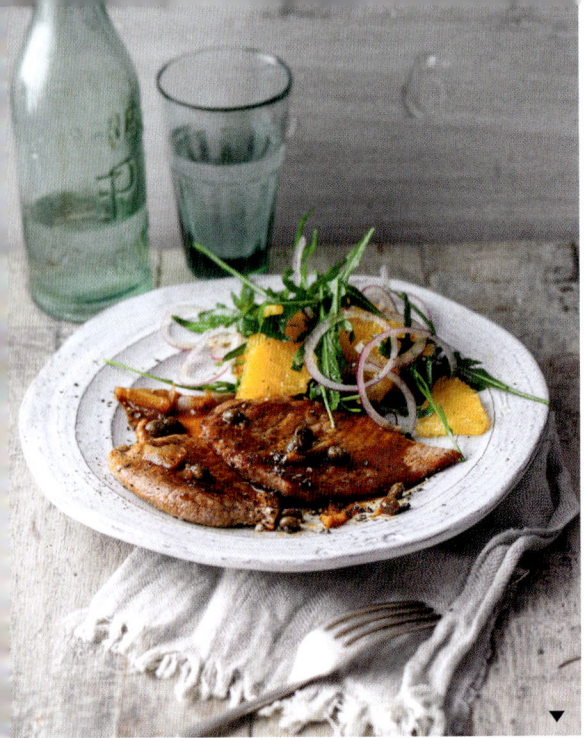

Mit Kalb

ZITRONEN-SCALLOPINE MIT RUCOLA-ORANGEN-SALAT

1 Zitrone | 2 EL Olivenöl | 4 dünne Kalbs-
schnitzel (à 50 g) | 1 Bund Rucola (80 g) |
1 kleine rote Zwiebel | 1 Orange | ½ TL körniger
Dijonsenf | 1 EL Aceto balsamico bianco |
200 ml Kalbsfond | 1½ EL Kapern | Salz |
Pfeffer

Für 2 Personen | 25 Min. Zubereitung
Pro Portion ca. 250 kcal, 24 g E, 13 g F,
9 g KH

1 Die Zitrone halbieren und aus einer Hälfte
den Saft auspressen. Von der anderen Hälfte die
Schale samt der weißen Haut abschneiden und
die Kerne entfernen, zwei Scheiben abschneiden und in kleine Stücke teilen. 2 EL Zitronensaft
mit 1 EL Olivenöl mischen und die Schnitzel
10 Min. darin marinieren.

2 Inzwischen Rucola waschen, trocken schleudern und klein schneiden. Die Zwiebel schälen
und in Ringe schneiden. Die Schale samt der
weißen Haut von der Orange schneiden, dabei
den Saft auffangen. Die Orange in Scheiben
schneiden, diese vierteln. Den Orangensaft mit
Senf, Aceto balsamico und übrigem Olivenöl
verrühren, salzen und pfeffern und mit Rucola,
Zwiebel und Orangen mischen.

3 Das Schnitzel aus der Marinade nehmen und
trocken tupfen. Das übrige Olivenöl in einer beschichteten Pfanne erhitzen, die Schnitzel darin
in ca. 3 Min. auf beiden Seiten leicht bräunen,
mit Salz und Pfeffer würzen, herausnehmen und
in Alufolie warm halten. Die Marinade, 2 EL Zitronensaft und den Kalbsfond in die Pfanne geben und bei mittlerer Hitze in 3 Min. einkochen.
Die Hitze reduzieren, Kapern und Schnitzel zugeben, warm werden lassen und die Zitronen-
stücke unterrühren.

4 Die Schnitzelchen auf zwei Teller geben, mit
dem Kapern-Zitronen-Sud begießen und mit
dem Salat anrichten.

TIPP

Dazu passt je eine Scheibe Ciabatta, Baguette aber auch Vollkornbrot.

Mit Geflügel

PUTENRÖLLCHEN MIT BROKKOLI

10 g Petersilie | 10 Blätter Basilikum | 1 Knoblauchzehe | ½ Bio-Zitrone | 10 g Walnusskerne | 1 TL Dijonsenf | 3 EL Olivenöl | Salz | Pfeffer | 2 dünne Putenschnitzel (à 100 g) | 400 g Brokkoli | 1 TL Kapern | 80 ml Hühnerbrühe | 2 EL Semmelbrösel | 2 Msp. Chiliflocken

Für 2 Personen | 30 Min. Zubereitung
Pro Portion: ca. 395 kcal, 32 g E, 20 g F, 20 g KH

1 Für die Kräuterpaste Petersilie und Basilikum waschen, trocken schütteln, die Blätter abrupfen und grob hacken. Knoblauch schälen und fein hacken. Zitrone heiß waschen, abtrocknen, die Schale abreiben und den Saft auspressen. Walnusskerne hacken. Die Kräuter, die Hälfte des Knoblauchs, 3 Msp. Zitronenschale, 2 EL Zitronensaft, Walnusskerne, Senf und 1 ½ EL Olivenöl im Blitzhacker pürieren und mit Salz und Pfeffer abschmecken.

2 Die Putenschnitzel flach klopfen und jeweils in zwei schmale Streifen schneiden. Die Schnitzelstreifen mit Kräuterpaste bestreichen, aufrollen, mit Holzspießchen feststecken. Die Röllchen salzen und pfeffern.

3 Brokkoli waschen, putzen, in Röschen teilen und in Salzwasser 12–15 Min. garen. Kapern abtropfen lassen und fein hacken.

4 Inzwischen 1 EL Olivenöl in einer Pfanne erhitzen und die Putenröllchen darin rundum anbraten. Die Hühnerbrühe zugießen und zugedeckt bei mittlerer Hitze 6–8 Min. garen.

5 Für die Brösel das restliche Olivenöl in einer zweiten Pfanne erhitzen, die Semmelbrösel und den übrigen Knoblauch darin goldbraun rösten, die Kapern und die Chiliflocken untermischen und alles salzen.

6 Den Brokkoli abgießen, auf den Tellern verteilen, mit den Bröseln bestreuen, die Röllchen dazu anrichten und mit Garsud begießen.

TIPP

Dazu passt Buchweizenbulgur ganz perfekt
▶ siehe Seite 93.

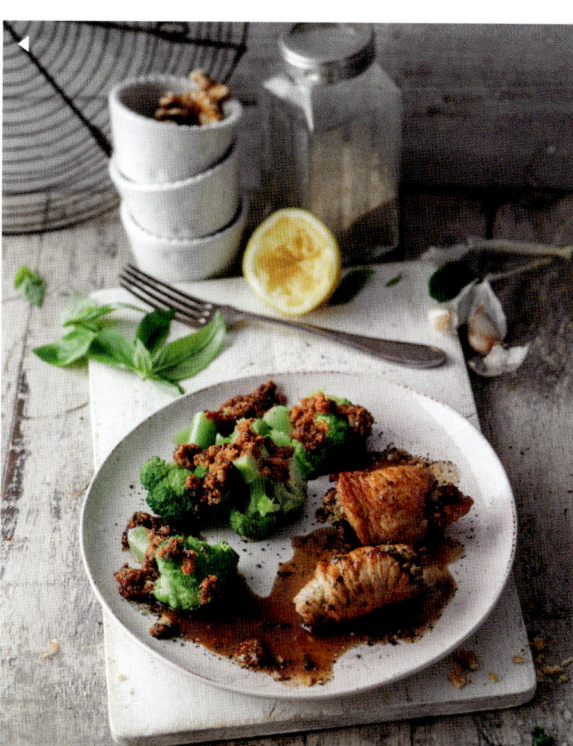

Mit Rind

STEAK MIT ZWIEBELCONFIT UND ROTKOHLSALAT

250 g Rotkohl | 1 Stück Ingwer (ca. 1 cm) |
Salz | 1 Stange Zimt | 2 Sternanis |
150 ml Orangensaft | 4 EL Aceto balsamico |
3 EL Olivenöl | Pfeffer | 150 g rote Zwiebeln |
1 EL Zucker | 200 ml Rotwein | 1 Lorbeerblatt |
50 g TK-Heidelbeeren | 2 Rindersteaks
(à 100 g)

Für 2 Personen | 30 Min. Zubereitung |
5 Std. Ziehen | 1 Std. Garen
Pro Portion ca. 535 kcal, 22 g E, 28 g F,
25 g KH

1 Den Rotkohl waschen, putzen und in feine
Streifen schneiden oder hobeln. Ingwer schälen,
fein würfeln, mit Kraut und ¼ TL Salz in eine
Schüssel geben und per Hand durchkneten, bis
das Kraut weich ist.

2 Zimt, Sternanis und 75 ml Orangensaft in einem Topf aufkochen und 10 Min. bei schwacher
Hitze zugedeckt köcheln lassen. Vom Herd nehmen, 2 EL Aceto balsamico und 2 EL Olivenöl unterrühren, salzen, pfeffern, mit dem Kraut mischen und dann 4–5 Std. ziehen lassen.
Anschließend erneut mit Salz, Pfeffer und Aceto
balsamico abschmecken.

3 Zwiebeln schälen, halbieren und in Streifen
schneiden. Zucker in einem Topf hellbraun kara-
mellisieren. Mit 50 ml Wasser ablöschen. Kochen lassen, bis sich der Karamell vollständig

gelöst hat. Zwiebeln, Wein, Lorbeerblatt, übrigen
Orangensaft und Aceto balsamico zugeben und
zugedeckt 1 Std. bei schwacher Hitze garen, bis
die Zwiebeln weich sind. Heidelbeeren zugeben
und offen weitere 15–20 Min. einkochen lassen,
mit Salz und Pfeffer würzen.

4 Die Steaks in einer beschichteten Pfanne im
übrigen Olivenöl 3–5 Min. braten, mit Salz und
Pfeffer würzen und mit Zwiebelconfit sowie dem
Salat servieren.

TIPP

Das Zwiebelconfit schmeckt abgekühlt auch
hervorragend zu Käse oder kaltem Braten.

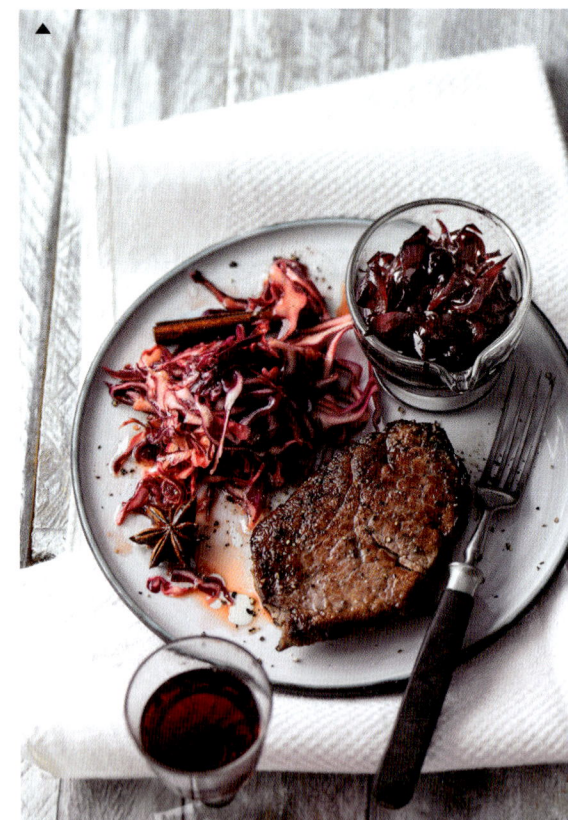

Mit Rind

FILET MIT BROMBEERSAUCE UND SELLERIEPÜREE

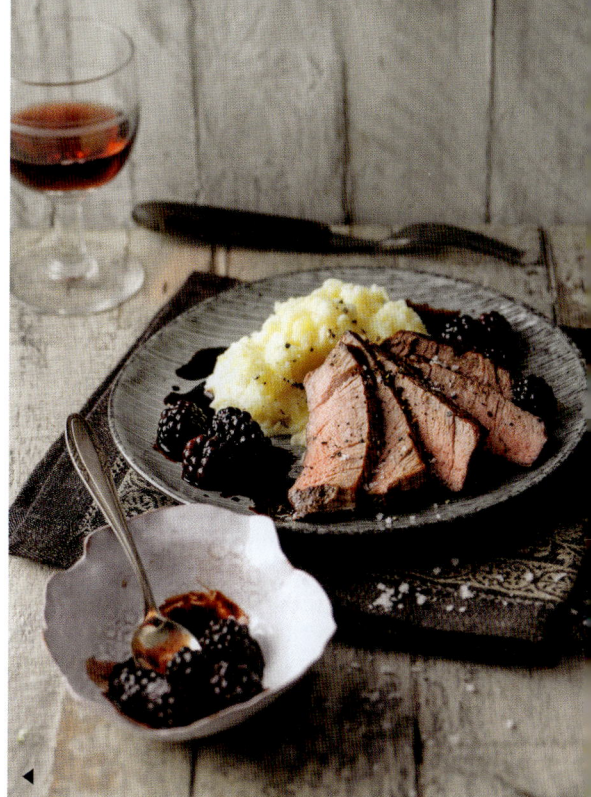

100 g mehligkochende Kartoffeln | 300 g
Knollensellerie | Salz | 1 Rinderfiletsteak
(200 g) | 1 EL Olivenöl | 125 ml Rotwein |
3 EL Portwein | 1 TL Zucker | 1 EL Rotwein-
essig | 1 Zweig Rosmarin | 1 Stange Zimt |
100 ml Kalbsfond (ersatzweise Rinderbrühe) |
Pfeffer | 125 g Brombeeren | 3 EL Milch |
1 TL Butter

Für 2 Personen | 35 Min. Zubereitung
Pro Portion ca. 360 kcal, 26 g E, 13 g F,
17 g KH

1 Kartoffeln und Sellerie schälen, würfeln und
zugedeckt 20–25 Min. in Salzwasser garen.
2 Inzwischen den Backofen auf 200° vorheizen. Olivenöl in einer ofenfesten Pfanne erhitzen. Das Filet salzen, pfeffern und von beiden
Seiten 3–4 Min. anbraten, dann im heißen Ofen
(Mitte) in 8–10 Min. fertig garen. Anschließend
in Alufolie wickeln und im ausgeschalteten Ofen
5 Min. ruhen lassen.
3 Inzwischen Rot- und Portwein, Zucker, Essig,
Rosmarin und Zimt in einem kleinen Topf offen
bei starker Hitze auf 100 ml einkochen lassen.
Rosmarin und Zimtstange entfernen, Fond
zugeben und bei mittlerer Hitze offen auf
100–125 ml einkochen lassen. Mit Salz und
Pfeffer abschmecken. Beeren waschen, in die
Sauce geben, 3 Min. leicht darin köcheln lassen.

4 Sellerie und Kartoffeln abgießen, Milch und
Butter zugeben und zu Püree stampfen, mit Salz
und Pfeffer würzen. Das Fleisch in Scheiben
schneiden und mit Püree und Sauce servieren.

TIPP

Mit wärmenden Gewürzen, Sellerie und
Brombeeren ist dieses Gericht ein tolles
Herbstessen. Und weil dann die Jagdsaison
wieder startet, lohnt es sich, das Rinderfilet
auch einmal durch Reh- oder Hirschmedail-
lons zu ersetzen. Wer die Chance hat, an
Wildheidelbeeren zu kommen, kann die
Sauce auch einmal damit zubereiten.

Mit Rind

HACKFLEISCH MIT SOBA-NUDELN

90 g Soba-Nudeln | 1 dicke Möhre | 2 Stangen Staudensellerie | 80 g Sojaspossen (ersatzweise Mungbohnensprossen) | 1 Stück Ingwer (ca. 2 cm) | 1 Knoblauchzehe | 2 Frühlingszwiebeln | 1 rote Chilischote | 2 EL Olivenöl | 120 g mageres Rinderhackfleisch (7 % Fett) | 3 EL Sojasauce | Saft von ½ Limette | ¼ TL Rohrohrzucker | Salz

Für 2 Personen | 25 Min. Zubereitung
Pro Portion ca. 455 kcal, 24 g E, 21 g F, 42 g KH

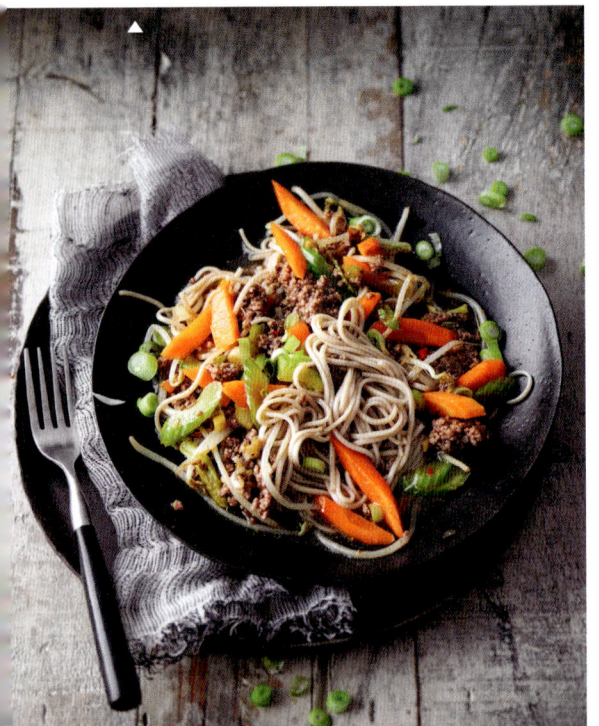

1   Soba-Nudeln nach Packungsanweisung in Wasser garen, in ein Sieb abgießen, abtropfen lassen und beiseitestellen.

2   Inzwischen Möhre schälen, längs halbieren und schräg in Scheiben schneiden, Sellerie waschen, putzen, die Stangen schräg in Scheiben schneiden. Sprossen kalt abbrausen und abtropfen lassen. Ingwer und Knoblauch schälen und fein hacken. Frühlingszwiebeln waschen, putzen, den weißen und grünen Teil getrennt in Ringe schneiden. Chilischote waschen, putzen, entkernen und fein hacken.

3   Olivenöl in einem Wok erhitzen, das Hackfleisch und den Knoblauch darin bei starker Hitze unter Rühren krümelig braun braten, beiseiteschieben oder herausnehmen. Weiße Zwiebelringe, Ingwer, Chili, Sellerie und Möhren in den Wok geben und unter Rühren 2–3 Min. braten. Alles mit Sojasauce, Limettensaft, Zucker und 100 ml Wasser ablöschen und weitere 4–5 Min. bei starker Hitze garen, bis die Flüssigkeit fast verdampft ist.

4   Nun die Sprossen, das Fleisch und die Nudeln untermischen und alles unter Rühren 1–2 Min. braten. Mit Salz abschmecken und mit Zwiebelgrün bestreut servieren.

TIPP

Die aus Japan stammenden Soba-Nudeln aus Buchweizen passen perfekt in dieses Wokgericht. Man sollte sie aber auf keinen Fall zu lange kochen und gründlich unter kaltem Wasser abbrausen, damit sie nicht als klebriger Klumpen zusammenhaften.

Mit Lamm

LAMM-TAJINE MIT GRÜNEN BOHNEN

250 g Lammfleisch (aus der Keule) | 1 dicke Möhre | 2 Zwiebeln | 1 Knoblauchzehe | ½ TL gemahlene Kurkuma | ½ TL edelsüßes Paprikapulver | 1 TL gemahlener Kreuzkümmel | 2–3 Msp. Chilipulver | Saft von 1 Zitrone | 2 EL Olivenöl | ½ Bund Petersilie | ½ Bund Koriandergrün | 250 g grüne Bohnen | Salz | Pfeffer | 200 ml Lammfond (ersatzweise Rinderfond) | 4 Datteln

Für 2 Personen | 15 Min. Zubereitung | 6 Std. Marinieren (oder über Nacht) | 1 Std. 30 Min. Garen
Pro Portion ca. 445 kcal, 24 g E, 29 g F, 21 g KH

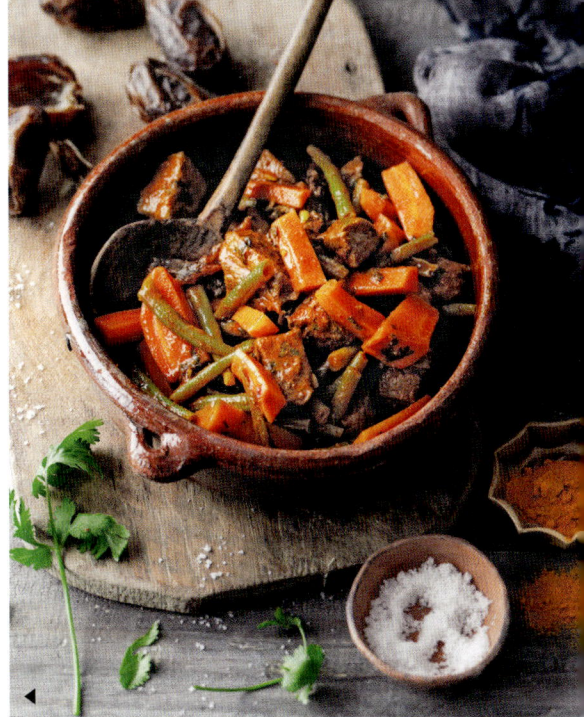

1 Fleisch von Fett und Häuten befreien und in Würfel schneiden. Zwiebeln und Knoblauch schälen und fein würfeln. Mit den Gewürzen, 3 EL Zitronensaft und Öl in einer Schüssel mischen. Petersilie und Koriander waschen, trocken schütteln, samt Stielen klein schneiden und mit Fleisch und Marinade vermengen. Zugedeckt mind. 6 Std. im Kühlschrank marinieren.

2 Ofen auf 180° vorheizen. Bohnen waschen, putzen und in 4 cm lange Stücke schneiden. Möhre schälen, putzen, in 4 cm lange Stücke schneiden, diese längs vierteln. Gemüse mit Fleisch samt Marinade in einer ofenfeste Form mischen und mit Salz und Pfeffer würzen.

3 Zugedeckt im Ofen (Mitte) ca. 1 Std. 30 Min. garen. Dabei 15 Min. vor Ende der Garzeit die Datteln längs vierteln, entkernen und unter das Fleisch mischen. Vor dem Servieren mit Salz, Pfeffer und Zitronensaft abschmecken.

TIPP
Wer will, serviert zu diesem Gericht Buchweizenbulgur ▸ **siehe Seite 93.** Wer keine richtige Tajine-Form aus Ton oder Keramik besitzt, kann auch einfach eine Ton- oder Keramikauflaufform nehmen und sie mit Alufolie abdecken. Wichtig ist dabei, dass die Folie gut abschließt, damit sich Wasserdampf bildet, in dem sich die Aromen vollständig entfalten können.

Bücher, die weiterhelfen

Bücher der Autoren

Cavelius, Anna
Das Fastenbuch
Systemed

Cavelius, Anna
Intervallfasten
Scorpio

Cavelius, Anna
Vegan Detoxfasten – Das 7-Tage-Programm
Systemed

Kleine-Gunk, Bernd
15 Jahre länger leben
GRÄFE UND UNZER VERLAG

Kleine-Gunk, Bernd; Cavelius, Anna
Entspannt durch die Wechseljahre
GRÄFE UND UNZER VERLAG

Mosetter, Kurt; Simon, Wolfgang; Cavelius, Anna; Ilies, Angelika
Zucker, der heimliche Killer
GRÄFE UND UNZER VERLAG

Pape, Detlef et al.; Cavelius, Anna; Ilies, Angelika
Schlank im Schlaf – das Basisbuch
GRÄFE UND UNZER VERLAG

Bücher aus dem GRÄFE UND UNZER VERLAG

Bingemer, Susanne
Superfoods

Bimbi-Dresp, Michaela
Das große Pilatesbuch

Despeghel, Michael
High Intensity Training zum Abnehmen

Froböse, Ingo
Das Muskel-Workout

Grillparzer, Marion
Glyx-Diät

Grillparzer, Marion; Kittler, Martina
Simple Glyx – Das Kochbuch

Schütze, Tina
Fitness-Minis

Velske, Gregor et al.
Low Carb – Das Kochbuch

Bücher aus anderen Verlagen

Bergdolt, Klaus (Hrsg.); Cornaro, Alvise et al.
Vom massvollen Leben oder die Kunst, gesund alt zu werden
Manutius (vergriffen)

Béliveau, Richard; Gingras, Denis
Krebszellen mögen keine Himbeeren
Kösel

Goggins, Aidan; Matten, Glenn
Die Sirtuin-Diät
Goldmann

Nagumo, Yoshinori
Ein leerer Magen macht gesund
Goldmann

Adressen, die weiterhelfen

Metropol Medical Center
Virnsberger Straße 75
D-90431 Nürnberg,
www.mmc-nuernberg.de
kleine-gunk@mmc-nuernberg.de

Deutsche Gesellschaft für Ernährung
www.dge.de

Internet-Links
www.gsaam.de
Gesellschaft für Präventions- und Anti-Aging-Medizin

Register

Rezeptregister

Backofenhinweis

Die Backzeiten können je nach
Herd variieren. Die Tempera-
turangaben in unseren Rezepten
beziehen sich auf das Backen
im Elektroherd mit Ober- und
Unterhitze und können bei
Gasherden oder Backen mit Um-
luft abweichen. Details entneh-
men Sie bitte Ihrer Gebrauchs-
anweisung.

Impressum

Projektleitung: Silvia Herzog
Lektorat: Janette Schroeder, wortundart, Berlin
Bildredaktion:
Henrike Schechter
Korrektorat: Jutta Weikmann
Layout & Umschlaggestaltung: independent Medien-Design GmbH, Horst Moser, München
Herstellung: Petra Roth
Satz: Christopher Hammond
Reproduktion: Medienprinzen GmbH, München
Druck und Bindung:
Firmengruppe APPL, aprinta druck, Wemding

Printed in Germany

ISBN 978-3-8338-5936-6

7. Auflage 2020

Umwelthinweis

Dieses Buch wurde auf PEFC-zertifiziertem Papier aus nachhaltiger Waldwirtschaft gedruckt.

Bildnachweis

Cover und Innenteil: Kramp + Gölling, Reeßum
Foodstyling: Hermann Rottmann
Weitere Fotos: F1 Online: Innenklappe vorne re. u.; Fotolia: S. 12 ob., 14, 70; Getty Images: Innenklappe vorne re. ob., S. 10, 28, 68;. GU: S. 23 (Kramp + Gölling), 24 (N. Olonetzky) ; Istockphoto: Außenklappe vorne, S. 16, 18, 20, 31, 35, 46, 48, 50, 56, 58, 60, 64, 66, 74; Innenklappe vorne li. u.; S. 4, 12 u.; Masterfile: S. 42, 43, 53, 62, 76; Mauritius: S. 8; Privat: Außenklappe hinten; Science Photo Library: S. 27; Shutterstock: S. 40, 54; Stocksy: S. 5, 32, 38, 72. Syndication: www.seasons.agency

Wichtiger Hinweis

Die Gedanken, Methoden und Anregungen in diesem Buch stellen die Meinung bzw. Erfahrung der Verfasser dar. Sie wurden von den Autoren nach bestem Wissen erstellt und mit größtmöglicher Sorgfalt geprüft. Sie bieten jedoch keinen Ersatz für persönlichen kompetenten medizinischen Rat. Jede Leserin ist für das eigene Tun und Lassen auch weiterhin selbst verantwortlich. Weder Autoren noch Verlag können für eventuelle Nachteile oder Schäden, die aus den im Buch gegebenen praktischen Hinweisen resultieren, eine Haftung übernehmen.

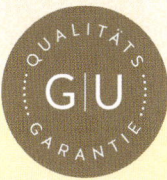

Liebe Leserin, lieber Leser,

haben wir Ihre Erwartungen erfüllt? Sind Sie mit diesem Buch zufrieden? Haben Sie weitere Fragen zu diesem Thema? Wir freuen uns auf Ihre Rückmeldung, auf Lob, Kritik und Anregungen, damit wir für Sie immer besser werden können.

GRÄFE UND UNZER Verlag
Leserservice
Postfach 86 03 13
81630 München
E-Mail:
leserservice@graefe-und-unzer.de

Telefon: 00800 / 72 37 33 33*
Telefax: 00800 / 50 12 05 44*
Mo–Do: 9.00 – 17.00 Uhr
Fr: 9.00 – 16.00 Uhr
(* gebührenfrei in D, A, CH)

Ihr GRÄFE UND UNZER Verlag
Der erste Ratgeberverlag – seit 1722.

GRÄFE UND UNZER

Ein Unternehmen der
GANSKE VERLAGSGRUPPE

Die GU-Homepage finden Sie unter www.gu.de

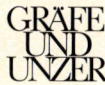 www.facebook.com/gu.verlag

MEHR ENERGIE,
MEHR WOHLBEFINDEN!

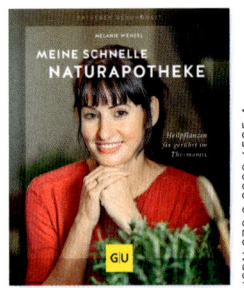
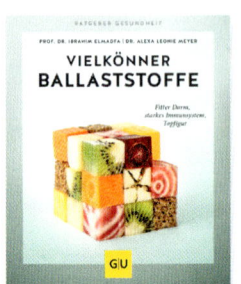
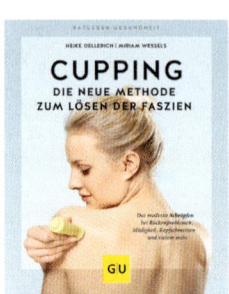
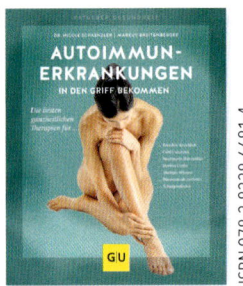
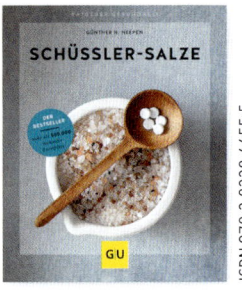
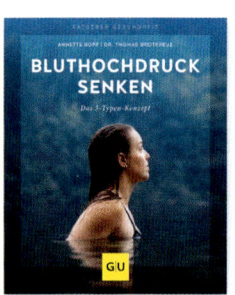
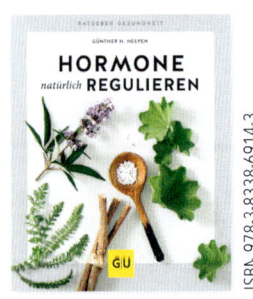
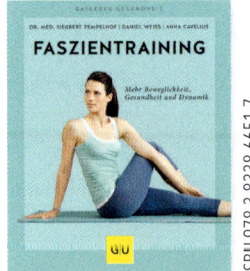
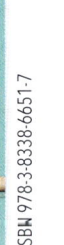
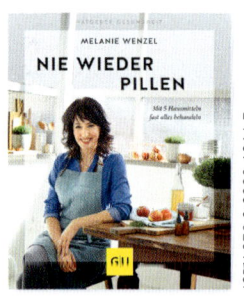
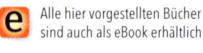
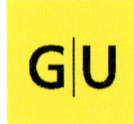